헤드스트롱
퍼포먼스

헤드스트롱
퍼 포 먼 스

초판 1쇄 발행 2018년 2월 1일

지 은 이   마르셀 다나 지음 / 이경숙, 이주용 옮김
발 행 인   권선복
편   집   권보송
디 자 인   김소영
전 자 책   천훈민
마 케 팅   권보송
발 행 처   도서출판 행복에너지
출판등록   제315-2011-000035호
주   소   (157-010) 서울특별시 강서구 화곡로 232
전   화   0505-613-6133
팩   스   0303-0799-1560
홈페이지   www.happybook.or.kr
이 메 일   ksbdata@daum.net

값 25,000원

ISBN 979-11-5602-574-0   13510

Copyright ⓒ 마르셀 다나, 2018

도서출판 행복에너지는 독자 여러분의 아이디어와 원고 투고를 기다립니다. 책으로 만들기를 원하는 콘텐츠가 있으신 분은 이메일이나 홈페이지를 통해 간단한 기획서와 기획의도, 연락처 등을 보내주십시오. 행복에너지의 문은 언제나 활짝 열려 있습니다.

운동과 영양, 뇌과학을 통해 멘탈 퍼포먼스를 강화하라

헤드스트롱 퍼포먼스

HEADSTRONG PERFORMANCE

마르셀 다나 지음
이경숙, 이주용 옮김

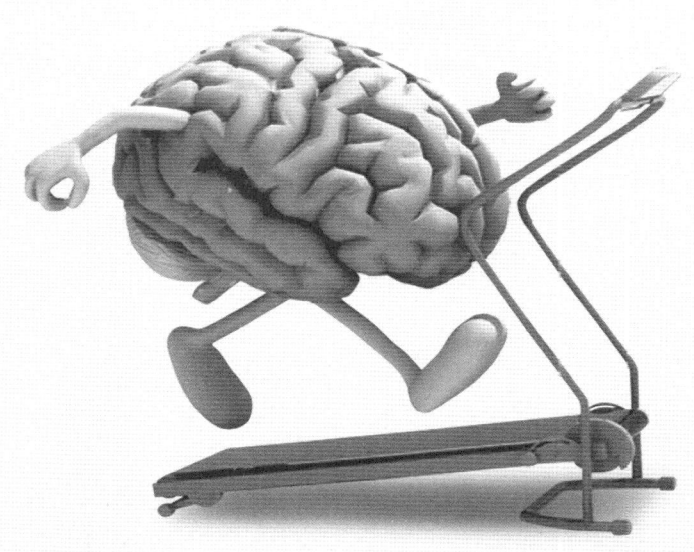

도서
출판 행복에너지

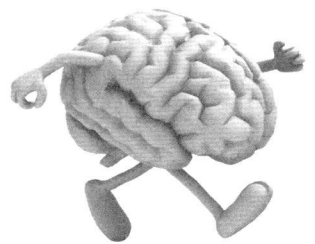

Table of Contents

추천사

"마르셀은 신경과학적 통찰력을 통해 우리 일상과 현실에 대한 돌파구를 찾아냈습니다. 그의 아이디어와 운동법은 당신 삶의 건강, 행복, 성공에 필요한 실행력에 즉각적인 향상을 가져다줄 것입니다. 내일 더 나은 삶을 위해 오늘 당장 이 책을 읽으세요."

– 론 코프만(뉴욕 타임즈 베스트셀러 『Uplifting Service』 저자)

"마르셀을 만난 사람이라면 누구나 다른 이들이 매일 조금씩 더 나은 삶을 살 수 있도록, 그럼으로써 더 나은 사람이 될 수 있도록 돕고자 하는 그의 열정, 전문성 그리고 헌신을 발견할 것입니다. 이 헌신은 그의 글 속에도 고스란히 녹아 있습니다. 적극적으로 이 책을 추천합니다."

– 로이 슈가맨 박사(신경심리학자)
저서: 『당신의 하루: 현대사회에서 생존하는 데 필요한 7가지 방법』,
『고객 중심 트레이닝: 고객을 동기부여 하고자 하는 트레이너와 코치를 위한 가이드』

"이 책은 건강한 직장 생활과 삶의 균형, 좋은 영양 섭취, 휴식 그리고 규칙적인 운동을 통해 삶 전체를 바꿀 수 있는 메시지를 전한다. 이를 통해 개인은 물론 팀 전체의 업무 성과도 향상시킬 수 있다. 마르셀은 이 책에서 매우 현실적이고 긍정적이며 생산적인 변화를 이끄는 훌륭한 방법을 제시한다."

– 콜린 샘슨(SAP 상무)

감사의 글

우선 누구보다 확고한 가치관으로 저를 키워주신 어머니와 아버지께 감사의 말을 전하고 싶습니다. 그것은 다처로운 삶 속에서, 때로는 암울했던 시간 속에서도 저를 이끌어주는 하나의 빛이 되었습니다.

아름다운 나의 부인 우술라, 이 책을 쓴 수개월은 물론 그 이전의 조사 기간 동안 저와 늘 함께해 주었습니다. 항상 당신의 사랑과 지원에 감사합니다.

나의 사랑스러운 딸 킬라니, 너는 내가 받은 가장 값진 선물이야. 네가 없었더라면 나는 이 자리에 있지 못했을 거야.

더불어 제가 수년 동안 연구를 병행하며 강한 의지와 건강을 유지할 수 있도록 도와주신 모든 분께 감사의 말을 전하고 싶습니다. 이것이 궁극적으로 제가 'Headstrong Performance'라는 이 책의 주제를 발견할 수 있도록 해 주었습니다.

도움 주신 모든 분께 감사드립니다.

서문

리더십 컨설턴트들에게 있어 'Headstrong(역자: 고집불통)'이라는 단어를 책 제목에 쓰는 것은 조금 이상해 보일 수도 있다. 보통 고집불통인 사람은 완강하고 요지부동인 경우가 많아 이런 사람들은 리더로서는 부적격이라고 생각할 수 있다. 그리고 예전의 엄격하고 권위적인 리더는 커뮤니케이션에 집중해야만 하는 최근의 변화하는 리더상에 못 미친다고 여겨진다.

'뇌 과학과 리더십' 대학원 과정을 밟으면서 나는 다양한 리더십 모델과 지난 100여 년 동안에 걸쳐 이어진 리더십 연구들을 접했다. 창의적 리더십센터(CCL)를 비롯한 여러 단체와 연구를 진행하면서 학문적 지식을 쌓은 것뿐만 아니라 여러 훌륭한 리더들을 만나는 영광을 가졌다. 이런 과정을 통해 나의 연구는 군대를 비롯해 포춘지 선정 500대 기업과 서비스 산업, 교육 분야에 이르는 방대한 영역을 다뤘다. 또한 나의 이런 경험은 훌륭한 리더에게 필요한 진정한 요소가 무엇인지 깨닫게 해 주었고, 나 자신을 더욱더 나은 리더, 남편, 아버지로 만들었다.

여러 리더십 경험과 인생 여정을 통해, 고집불통인 성격은 어떤 리더십 상황에서는 적합하지 않을 수도 있지만, 그러한 성격의 몇몇 단면은 다른 상황에서는 성공에 매우 중요하다는 것을 깨닫기 시작했다. 실제로 우리는 확고하게 자신과 그 가치를 믿어 결국 세계를 바꿨던 기념비적인 사건들을 역사 속에서 쉽게 찾아볼 수 있다. 전구를 발명한 토마스 에디슨, 억압적 정권에 저항한 넬슨 만델라와 마하트마 간디를 생각해 보라. 그리고 현대 사회에는 자기 자신을 끊임없이 믿으면서 모든 역경들을 극복하고 승리를 거둔 수많은 사람들이 있다. 그러므로 책의 제목인 '헤드스트롱 퍼포먼스'는 우리가 어떤 일을 하든지 최고가 되기 위해서는 강한 동기와 단호한 헌신이 필요하다는 것을 의미한다.

영양, 운동, 뇌 과학을 융합한 나의 특수한 배경은 내가 진행하는 리더십 연구를 상호 보완해 주었고, 우리의 능력과 삶을 가장 효과적으로 누릴 수 있는 방법에 대해 전체론적 접근을 할 수 있게 해주었다. 그리하여 나는 두뇌역량을 강화하고 더 향상된 성과를 이룰 수 있게 하는 다양한 전략들을 개발했다.

독자들은 아마 기초적인 수준의 두뇌역량 강화 전략에 대해서는 익숙할 것이다. 그러나 정신적, 신체적 활동을 향상시키기 위한 구체적인 계획으로서 이 책에 소개된 나의 전략들은 책을 읽는 여러분의 인생을 획기적으로 바꿀 수 있는 완전히 색다르고 특별한 시각을 제공할 것이다.

이 책에 소개된 전략들은 수십 년간 진행된 연구의 결과물이다. 이 전략들은 실용적이며, 현재 나의 다양한 코칭 활동에 있어 실제 현장에서 적용되면서 효과를 증명하고 있다. 이 책을 읽는 데 그치지 말고 책에서 제시한 내용들을 실전에서 해 보길 바란다. 긍정적이고 놀라운 결과가 당신을 기다릴 것이다.

이 책을 읽는 법

이 책은 경쟁에서 살아남기 위해 필요한 희생과 건강한 삶 사이에서 균형을 찾고자 노력해 왔고, 지금도 발버둥 치고 있는 모든 사람들에게 초점을 두고 있다. 우리의 일상 속에서 건강을 챙긴다는 것을 고민하는 것조차 너무 어렵고, 시간을 너무 소모하고, 심지어 우리의 성과와는 아무 상관없다고 믿는 이들에게 이 책은 어떻게 건강이 업무성과와 긴밀하게 연결이 되는지 보여준다. 뿐만 아니라 이 책은 바쁜 삶 속에도 녹아들며 실용적이고 실행하기 쉬운 많은 전략들을 가르쳐 준다.

신경과학적으로 보면 운동과 영양은 업무성과를 향상시키는 데 있어서 굉장히 강력한 작용을 한다. 물론 그것은 매우 다양하고 때로는 전문적인 주제이기에 이 부분에 있어서 나의 주요한 도전 중 하나는 독자들에게 전문적인 부분을 희생시키지 않고도 재미있고 이해하기 쉬운 방식으로 과학적인 정보를 보여주는 것이었다.

이를 위해 『Headstrong Performance』는 '스트레스와 회복', '집중력 유지하기', '창의력과 통찰력 기르기' 그리고 '변화 실천하기'라는 네 가지의 큰 주제로 나뉘어 있다. 각각의 즈제는 관련된 과학적 내용으로 시작하여 그 과학을 활용하는 전략들로 전개되며, 과학과 실천 전략을 적용한 실제 사례로 마무리된다.

몇몇 이들에게 과학 단원은 조금 어려워 보일 수 있지만 나는 독자들에게 조금만 참고 정보를 얻어가는 시간을 갖도록 격려하고 싶다. 그 단원들은 실천 전략에 있어서 깊이와 맥락을 더해주고 스트레스 상황에서 우리가 하는 행동을 과학적으로 이해하도록 도와줄 것이다. 각각의 주제 속 세 번째 단원은 실제 사례를 통해 어떻게 앞에 소개한 전략들이 실생활에 적용될 수 있는지 그리고 그로인해 어떤 변화를 이룰 수 있는지에 대한 이해를 도울 것이다. 다음은 각 장에서 다루고 있는 주요 내용들이다.

* 1, 2장에서는 지난 4년간의 연구뿐 아니라 나의 경험을 연결하여 'Headstrong Performance'의 개념을 소개한다.
* 3, 4, 5장은 스트레스와 회복능력에 초점을 맞춘다. 3장에선 스트레스와 회복능력 간의 신경과학적 근거를 설명하고, 4장은 스트레스를 다스리고 회복능력을 증진시킬 수 있는 실질적 전략을 제시한다. 5장은 코치로 활동했던 나의 경험에서 나온 사례 연구를 소개한다.
* 6장은 집중력 유지에 관련된 신경과학을 공부해 보고, 7장은 집중력 유지를 극대화할 수 있는 전략을 제시한다. 8장은 또 다른 사례와 연결시켜 이 전략이 실생활에 어떻게 적용됐는지 보여준다.
* 9, 10, 11장은 창의력과 통찰력에 초점을 두고 관련된 사례를 소개한다.
* 12, 13, 14장은 실제 행동 변화에 관한 전략과 사례에 관한 내용이다.
* 15장은 우리가 앞서 본 모든 전략들을 활용해 성공 가능한 실행계획으로 어떻게 연결시킬지 보여준다.

이 책을 읽는 법

이 책을 읽는 독자들에 대한 나의 목표는 내가 컨설팅해주는 고객들이나 워크숍 참여자들에 대해 가진 목표와 같다. 그것은 바로 이 책을 통해 독자들이 생활 속에서 건강을 추구하는 습관을 갖게 되고, 그 습관이 개인 또는 조직에서의 업무성과에 영향을 미칠 뿐 아니라 독자들의 삶 전반, 나아가 그들이 사랑하는 이들의 삶에 긍정적 변화를 가져오는 것이다.

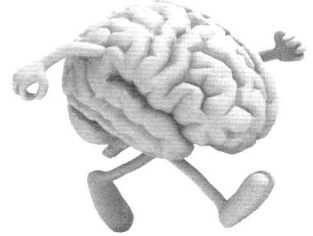

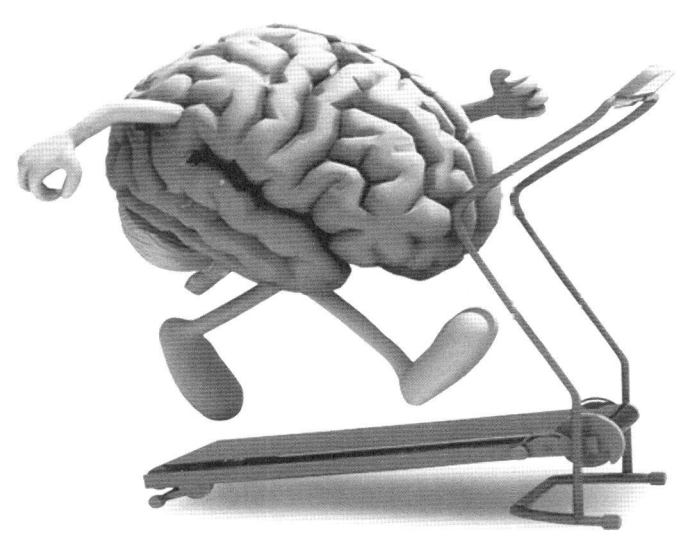

제1장

배경

"성숙하지 못한 사람은 대의명분을 위해 고귀하게 죽길 바라고,
성숙한 사람은 겸손하게 살길 바란다."

— 빌헬름 스테켈 —

이 책이 나에게 왜 중요한지 잠시 설명을 하고 싶다.

나는 전형적인 기업인 출신이 아니다. 멋있는 직함도 없다. 상을 받은 작가도 아니고, 그것을 추구하지도 않는다. 포춘지 선정 500대 기업의 CEO는 더더욱 아니다. 사실 나는 사람들이 리더십 서적의 저자에게 기대하는 스펙을 전혀 가지고 있지 않다. 바로 그렇기 때문에 리더십과 업무 능력에 관한 이 책을 썼다.

앞으로 서술할 몇 문단에서 당신은 내가 특별한 배경을 갖고 있다는 것을 알 수 있을 것이다. 그리고 이런 나의 배경은 당신이 리더십과 업무성과에 대해 완전히 다른 관점으로 바라볼 수 있도록 할 것이다. 그리고 이를 통해 리더로서 당신의 역량이 더욱 향상되는 데 도움을 줄 것이다.

기존에 알고 있던 리더십에 대한 학문적 지식과 더불어 신경학적 리더십 연구를 통해 나는 우리가 변화하기 위해서는 세상을 다양한 관점으로 바라봐야 한다는 것을 알았다. 그러기 위해서 우리는 기꺼이 우리의 관점을 한계점 이상으로 키울 필요가 있다. 이 책은 당신의 관점을 넓히고 이전에는 아마도 인지하지 못했을 부분을 소개할 것이다. 당신이 어떤 지위에 있든 이 책은 당신이 더욱더 뛰어난 리더가 될 수 있도록 도와줄 것이다.

내가 독특한 배경을 갖고 있다는 사실은 단순한 자서전식 서술이 아니다. 나는 리더들이 관습에서 벗어나고 다른 관점으로 변화해야만 한다고 믿는다. 자신뿐만 아니라 다른 사람들 또한 그렇게 하게끔 독려하면서 말이다.

1. 배경

세상이 보기에 나의 유년시절은 상당히 평범하게 느껴질 것이다. 나는 다른 아이들처럼 전형적인 중소도시에서 자랐다. 친구들과 함께 밖에서 놀았고, 평범한 학교에 다녔다. 그 당시 많은 아이들과 마찬가지로 아버지는 밖에 나가 일을 했고, 어머니는 요리, 청소, 빨래 등 집안일을 도맡아 하는 전업주부였다. 그래서 친구들은 나의 가족 혹은 어머니에 대해 특별히 다른 점을 찾아내지 못했다. 그러나 나의 어머니는 헌신적인 어머니와 전업주부 역할 말고도 많은 에너지를 필요로 하는 또 다른 직업을 가지고 있었다. 어머니는 낮에는 전업주부, 밤에는 정치 운동가였던 것이다. 그리고 그녀가 싸웠던 정권은 그녀를 테러리스트로 지목했다.

약 65년 전, 남아공에서 태어난 백인 소녀는 그녀 자신이 아파르트헤이트라고 불리는 백인 지상주의 정권 아래 살고 있다는 사실을 깨달았다. 어머니는 남아공 원주민을 향해 자행되는 섬뜩한 법률을 보면서 자랐다. 대부분의 백인 아이들처럼 아파르트헤이트를 따르는 대신 어머니는 인간을 향한 불평등과 그러한 정권에 큰 증오를 품었다. 그녀는 공식적으로 아파르트헤이트를 거부하는 극소수의 백인 중 한 명이 되었다.

사람들은 그녀의 강력하고 정의로운 감정이 그녀를 어떤 곤경에 빠지게 했는지 그리고 그녀가 백인 지상주의 정부에게 어떤 골칫거리였는지 단지 상상만 할 수 있을 것이다. 내가 어렸을 때 어머니는 정치적인 활동 때문에 결국 감옥에 들어갔고, 그녀가 사랑했던 조국으로부터 추방당했다. 그렇게 나는 어머니가 네덜란드에서 정치적 망명을 하던 중 태어났다.

나에겐 두 명의 형제와 한 명의 누나가 있었다. 어릴 적 우리는 어머니가 정부와 대립하여 열정적으로 싸우는 모습을 보면서 학창 시절을 보냈다. 남아공 국민들의 불공평한 인종차별적 행동은 조국으로부터 추방당하는 날까지도 어머니의 마음이 분노로 가득 차게 만들었다. 아파르트헤이트를 향한 어머니의 강경한 입장은 그녀에게 아주 크고도 명확한 목적의식을 갖게 했다.

나는 살면서 그렇게 명확한 목적의식을 지닌 사람을 많이 보지 못했다. 어머니는 정치적 망명지에 사는 50년 동안 지치지 않고 싸웠다. 그녀는 남아공 정부에 대항할 수 있도록 늘 다른 모든 것들을 희생했다. 그리고 끝내 그녀의 고집스러움이 열매를 맺었다. 1994년에 아파르트헤이트 정권이 무너진 것이다.

이런 경험은 나로 하여금 정의(Definition)란 특정한 관점(Perspective)으로 규정된다는 것을 일찍부터 깨닫게 해주었다. 남아공 정부에서 어머니를 지칭하던 '테러리스트'라는 단어는 하나의 관점일 뿐이지, 객관적이고 완전한 사실이 아니다. 당연히 우리에게 어머니는 그 어느 면에서도 테러리스트가 아니었다. 그녀는 자유를 향한 투쟁가였으며, 동시에 내가 아는 가장 용기 있는 사람들 중 한 명이었다. 그녀는 모든 사람들의 자유를 믿었다. 그러나 남아공의 통치자들이 주장하는 근본 가치를 반대하는 어머니의 행동은 그녀를 정권에 대항하는 테러리스트로 규정짓게 만들었다. 정권의 몰락 후 부모님은 남아공으로 돌아가셨으며 2009년 영국의 기사작위에 해당하는 남아공의 루툴리 훈장을 수여받았다.

나는 어머니로부터 두 가지의 중요한 가르침을 받았다. 이는 내 삶 전체에 영향을 끼쳤으며, 내가 리더십을 실천할 때 가장 중요한 가치가 되었다. 첫 번째 가르침은 절대로 도덕적 가치를 포기하지 말라는 것이다. 어머니는 도덕적 가치가 우리 자신을 규정짓는 것이라 했다. 삶에서 그 어떠한 일이 일어나더라도 우리는 공정함, 용기, 정직을 잃어서는 안 된다. 왜냐하면 이것들이야말로 우리가 누군지를 정의해 주는 것이기 때문이다. 인생에서 우리가 소유하고 있는 것은 언제라도 사라질 수 있고, 만약 그렇게 될 경우 마지막에 남게 될 것은 도덕적 가치와 성품이라고 어머니는 늘 말했다.

어렸을 때부터 나는 그러한 어머니의 말씀에 큰 깨달음을 얻었다. 또한 이 가르침을 통해 나는 공정, 용기, 정직, 약자를 향한 지지(물론 이것은 우리 가정에서 매우 강력한 윤리였다)와 같은 굉장히 중요한 가치를 얻을 수 있었다.

어머니의 두 번째 가르침은 인생이란 자신만을 위하는 것보다 다른 사람들을 위해 무엇인가를 할 때 더욱 가치를 가진다는 것이다. 이것은 굉장히 강한 힘을 가진 가르침이었다. 무엇보다 어머니는 이 가치를 위해 모든 것을 희생한 분이기 때문이다.

우리 가족은 경제적으로 유복한 환경은 아니었다. 어머니는 기본적으로 자유를 향한 투쟁자로서 살아오셨고, 이는 많은 돈을 벌

수 있는 일이 아니었다. 이는 어머니가 기꺼이 감수한 희생이었다. 또한 이는 가족들이 지지했던 희생이기도 했다. 어린 소년들의 입장에서는 어머니가 '자유'라는 이름의, 자신을 넘어선 무엇인가를 위해 투쟁한다는 사실은 특별하고 굉장히 멋진 일이었다. 학교에서도 굉장한 이슈가 되었을 정도로.

그러나 기본적으로 정치적 유배지에서의 삶은 언제나 무지개와 햇살로만 가득한 것이 아니었다. 자유 운동가 어머니를 가졌다는 것엔 부정적인 면도 존재했다. 첫째로 나는 분노로 가득 찬 환경에서 자랐다. 어머니의 분노는 나를 향한 것이 아니었음에도 나는 어머니가 굉장히 분노에 차 있다는 것을 자주 느꼈다. 어머니는 말 그대로 언제나 싸우고자 하셨으며, 어린 시절의 나는 그것을 이해하기 힘들었다. 나 자신이 어머니로부터 사랑을 받고 있다는 사실은 알고 있었지만, 어머니의 안과 밖에서 꾸준하게 진행되는 투쟁 탓에 항상 빛을 잃어버리는 듯한 느낌을 받았다. 혼란스러웠다.

두 번째로, 나는 친구들과 어울리는 데 무척이나 어려움을 겪었다. 내가 '공정', '진실', '타인을 향한 지지' 같은 것들에 빠져 있을 때, 대부분의 아이들은 이런 개념들에 대해 많은 생각을 해본 적이 없었다. 이러한 사회적 문제들이 실제 나의 삶의 일부였던 것에 반해 그들은 이러한 문제에 노출된 적조차 없었다. 이 사실은 나와 아이들을 단절시킬 수밖에 없었다.

나와 같이 놀았던 친구들은 있었지만 그들과 감정적, 사회적으로 연결될 수는 없었다. 나는 그들과의 관계가 감정적인 요소가 없

1. 배경

는 얕은 우정이라는 느낌을 자주 받았고, 이는 나를 겉돌게 만들었다. 언제나 내가 생각하는 큰 그림을 보지 못하는 친구들과 어울리는 것이 쉽지 않았기 때문이다.

더불어, 나는 강압적인 정부를 향한 분노와 적의로 가득 찬 환경에서 살았기 때문에 나도 전사가 되어 어머니의 길을 따라야 한다는 생각을 가지고 자라났다. 많은 사람들에게 이는 멋있어 보일 수도 있겠지만, 이는 어린 시절의 내가 사회에 적응하는 것을 훨씬 힘들게 했다. 자연스럽게 나는 어렸을 때부터 무술에서 행복을 찾았다. 전사의 마음가짐을 가졌기에 무술은 내게 당연한 것으로 다가왔을 뿐만 아니라 나는 그 분야에서 탁월한 재능을 보였다.

고등학교를 졸업하고 인생에서 첫 도전을 마주했다. 내가 중요하게 생각하는 가치와 사회규범 사이에서 방황했다. 다른 졸업생들처럼 나는 인생에서 무엇을 하고 싶은지 결정해야 했다. 하지만 나에게 맞는 길을 찾는 것은 매우 어려웠다. 건강과 의학에 관심이 있었지만, 의대에 진학할 수 있을 만큼 내 성적이 좋지는 않았다. 그때를 돌이켜 보면 어려운 문제에 맞닥뜨려 자신감마저 많이 떨어져 있었던 시기였다.

군대가 나에게 잘 맞을 것 같았다. 군대야말로 진실, 공정, 용기, 정직, 타인에 대한 배려 등 나의 중요한 가치를 대변한다고 느꼈기 때문이다. 그래서 나는 어린 나이에 네덜란드 왕립 해군에 들어가 10년을 지냈다. 실제로 군대는 많은 방면에서 내게 굉장히 알맞은 환경이었다. 10년 동안의 군인 생활은 나 자신의 만족보다는 타인을 위한 삶을 살 때 더 큰 가치가 있다는 내 신념을 확인시켜 주었다.

그럼에도 불구하고 군대 생활엔 부정적인 면 또한 있었다. 군대라는 환경 안에서 개인이 취할 수 있는 길은 두 가지가 있다. 하나는 늘 건강한 몸과 준비된 전투태세를 갖춘 채 해군 특수부대같이 육체적 노력이 필요한 훈련을 하는 길이고, 다른 하나는 단조롭고 지루하게 매일을 살며 그 결과로 의욕 상실에 빠져버리는 것이었다. 후자는 군 복무 기간 동안 군인들을 마약과 술로 이끌기도 했는데, 나 역시 예외가 아니었다.

해군정보부에서 일하면서 소비에트의 움직임을 주시하고, 밤을 새우고, 끊임없이 엄청난 양의 상황보고서를 분석하는 동안 내 뇌는 마약과 알코올을 찾기 시작했다. 1980년대 초 당시 네덜란드 왕립 해군은 근무에 해를 끼치지 않는 이상 근무지 밖에서의 음주에 굉장히 관대했다. 단조로운 업무를 해나가는 데에 지장이 없었기 때문에 나는 근무지 밖에서 심각한 수준의 음주를 지속했다. 결국 나는 알코올 중독자가 되었고 규칙적으로 마약을 복용하게 되었다. 사실 처음에는 알코올을 섭취하고도 큰 문제가 없었지만 언젠가부터 근무 중 술을 마시지 않으면 일을 제대로 할 수 없는 지경에 이르렀다. 그리고 바로 그때 내 행동이 발각되었다.

대부분의 해군에서 근무 중 음주 적발은 불명예제대로 이어진다. 그러나 나는 초범이었기 때문에 다행히도 불명예제대와 심각한 처벌을 피할 수 있었다. 대신 나는 카리브해 부대로 1년간 발령이 났다. 운 좋게도 나는 그곳에서 네덜란드 왕립 해병의 정찰부대와 해적 방위대로서 훈련받을 수 있었다. 훈련을 받으면서 나는 24시간 언제든지 출격 가능한 준비 상태를 유지하고 있어야 했다.

하루에 6시간에서 8시간을 일하고 알코올과 마약을 접할 수 없게 되자 내 삶은 바뀌었다. 그때 처음으로 건강은 한 사람의 인생을 바꿀 수 있는 것뿐만 아니라 구할 수도 있다는 것을 알았다. 그렇게 해병으로서 1년이 지나고 카리브해 근무를 마쳤다. 이때 나는 완전히 새로운 사람이 되어 있었다.

이후 나는 함대와 벙커로 다시 배치되었고, 또다시 슬슬 지겨워지기 시작했다. 이런 환경에서의 근무가 이전에 나를 어떤 결과로 이끌었는지 알기에 나는 더 이상 그곳에서 편안함을 느끼지 못했다. 나는 인생에서 더 많은 것을 찾고 더욱더 많은 것을 할 수 있다는 것을 알았다. 나는 무엇을, 어떻게, 왜 해야 하는지는 몰랐지만, 그곳을 떠나야 한다는 것만은 알았다. 그래서 1990년대 초반에 네덜란드 왕립 해군을 뒤로하고 군대를 나와 사회에 적응하기 위해 노력했다.

군대 안의 생활이 편하지 않아 사회로 나왔음에도 불구하고, 하루아침에 군인에서 일반인이 된 내가 사회에 적응하는 일은 만만치 않았다. 새로운 환경에 적응하면서 직업을 찾는 일, 게다가 나의 가치를 실현시킬 수 있는 문화를 가진 기업을 찾는 일은 엄청나게 힘든 과정이었다.

나는 첫 직업으로 영업을 하기 시작했다. 1990년대 폭발적인 수요가 있었던 사무기기를 판매하는 일이었다. 성공적인 세일즈맨이 되기 위해 엄청나게 노력했고, 처음에는 잘 되는 듯했지만, 시간이 지날수록 나는 불행해졌다. 팩스기계와 복사기에 대해 설명하며 사무실 사이를 왔다 갔다 하는 일은 나를 만족시켜 주지 않았다. 내 영혼 안에서 언제나 밝게 빛나던 목적의식에 부합하지 않았다.

그러나 내 목적이 명확하게 무엇인지 나 자신도 몰랐다는 게 문제였다. 내가 어떤 상황에 처할 때마다 그것이 내가 추구하는 가치와 맞지 않아 비참하다는 것을 느낄 뿐이었다. 3년 동안 나는 여러 영업직을 옮겨 다녔지만 그 어느 것도 특별히 성공적이지 않았고 언제나 불만족스러웠다. 결과적으로 나는 스스로 영업 소질이 없다고 생각하기 시작했다.

하지만 이후에 알게 된 사실인데 나는 사실 영업에 소질이 있다. 다만 내가 그 시절 몰랐던 것이 있었을 뿐이다. 나를 고용한 회사의 중요한 가치를 파악하지 못했고, 그 가치를 나 자신과 연결 짓지 못해 일에 집중하지 못했던 것이다. 그 당시 나는 팩스 기계가 사람들의 인생에 어떤 가치를 부여하는지 이해하지 못했다. 그래서 일에 집중하지 못했고 이는 이직으로 이어지곤 했다. 나는 이런 상황이 오늘날 많은 직장인들에게도 일어나고 있다고 확신한다.

우리 모두는 직원들이 몰입하는가 아닌가가 큰 관건이라는 것을

1. 배경

안다. 직원들의 몰입도는 조직의 성과와 생산성을 좌지우지하는 핵심 요인이다. 『펭귄 나라로 간 공작새』의 작가는 조직의 환경이 직원들에게 요구하는 기대치를 형성하며 그것은 종종 직원들의 사고와 행동을 틀에 가둬 버리는 결과로 이어진다고 지적했다. 문화는 조직이 이루고자 하는 가치를 투영한다.

운 좋게도, 그 시절 네덜란드 실업정책 덕분에 나는 대부분의 급여를 받으면서 1년간의 휴가를 가질 수 있었다. 내가 10년 동안 해군에서 복무했기 때문에 얻은 혜택이었다. 이 정책 덕택에 직장에서 벗어나 휴식기를 가질 수 있었고 그 기간 동안 난 새로운 일을 배웠다. 내가 운이 좋았다고 하는 이유는 바로 이 시기에 나의 삶에서 무엇을 해야 할지 발견했기 때문이다.

쉬는 동안 나는 무엇을 하고 싶은지 골똘히 생각했다. 무엇이 나를 행복하게 하는가? 나의 삶에서 나를 언제나 행복하게 만드는 것은 운동이었다. 어린 시절 무술을 통해 접한 운동은 나에게 굉장히 큰 편안함과 안도감을 주었다. 운동은 또한 네덜란드 해군에서 나를 보호해 주기도 했다. 운동이야말로 내가 평생 종사할 수 있는 분야가 아닐까 생각이 들었다. 그렇게 운동을 본격적으로 공부하기 시작했다. 29살이 되었을 때 나는 개인 헬스 트레이너가 되어 있었다. 네덜란드에서 첫 번째로 나를 고용한 피트니스 클럽은 '골드 짐'이었다.

어느 날 물리치료사였던 소유주의 부인이 나에게 그녀 환자의

트레이닝을 맡아 줄 수 있겠느냐고 물었다. 이 환자는 자동차 사고 후 휠체어 없이는 움직일 수 없는 상태였고 당시 의사들도 척추가 손상되어 다시 걸을 수 있을지 장담할 수 없다고 했다.

나는 물리치료사가 아니었기 때문에 그녀에게 어떻게 하면 이 사람을 가장 잘 도울 수 있을지 물었다. 며칠간 그녀는 간단한 스트레칭을 통해 마비된 손발을 움직이는 방법, 휠체어에 앉은 처로 할 수 있는 운동법, 상체 근육을 키우기 위한 운동법들을 알려주었다. 이렇게 새로이 습득한 지식들을 활용해 물리치료사가 짜 준 프로그램을 그와 함께 실천하기 시작했다. 우리는 끈기 있게 일주일에 3번씩 트레이닝을 했으며 나는 그가 몸을 움직이며 안정감을 찾고 근육을 키울 수 있도록 운동을 반복했다.

몇 달 후 여태껏 고객과 겪었던 일 중 가장 감동적인 순간이 찾아왔다. 나는 그 순간을 또렷이 기억한다. 한 달쯤 지난 후, 내 고객은 다리에 감각을 되찾기 시작했다. 병원에서 받은 물리치료가 도움이 되긴 했지만 스스로 걷기에는 아직 힘이 턱없이 부족할 때였다. 그런데 어느 날, 훈련 한 세트를 완료하자 그는 그동안 얼마나 많은 근력을 길렀는지 알고 싶어 했다. 내가 부축을 해 주자, 그는 팔걸이에서 팔을 떼고 발을 사용해 스스로의 힘으로 몸을 일으켰다. 그는 내 손을 잡은 채 발에 힘을 주고 우뚝 섰다. 사고 이후 처음으로 용기에 가득 차 몇 걸음을 뗐고, 천천히 발을 끌며 앞으로 나가기 시작했다. 나는 그에게 최소한의 부축만을 하다가 부

1. 배경

축하던 팔에 점점 힘을 빼 혼자 힘으로 계속 걷게끔 했다. 몇 걸음 더 뗀 후에야 비로소 그는 내가 더 이상 부축하고 있지 않다는 것을 깨달았고, 그 자리에서 갑자기 멈추었다.

서로를 잠시 동안 쳐다본 후, 우리 둘은 울기 시작했다. 그의 눈물은 이제 혼자서 걸을 수 있고, 곧 더 나아질 것이라는 희망에 대한 행복의 표현이었을 것이다. 나에게는 누군가가 나의 도움으로 강해지고 성장하는 것을 경험하는 환희의 눈물이었다. 나의 역할이 그의 삶을 되찾는 데에 도움이 되었다는 사실을 확인하는 것은 정말 짜릿한 전율이었다.

이것이 내 인생의 목표를 찾게 된 계기였다. 그 순간 나는 사람들이 건강하고 강해져서 좀 더 나은 삶을 누리도록 돕기 위해 이 세상에 태어났다는 것을 깨달았다. 그 경험은 지난 20년간의 방황에 마침표를 찍게 해 주었다.

그다음으로 중요한 내 인생의 결정적 순간은 아내 우술라를 만난 것과 딸 킬라니가 태어난 순간이다. 목표의식을 가지고 일을 하긴 했지만, 킬라니를 품에 안고 그녀의 눈을 처음 마주치기 전까지는, 삶이 더 이상 나 혼자만의 것이 아니라는 것을 알지 못했다. 하지만 이제는 다르다. 내가 누군가의 삶을 보호해줘야 한다는 책임감이 생겨났고, 내 인생을 좀 더 건설적으로 살아야겠다는 목표의식이 한층 더 강해졌다. 타인을 위해서뿐만 아니라 내 딸에게도 내 삶을 헌신해야 한다는 의식이었다. 딸에 대한 경제적인 지원 역시 포함해서 말이다.

처음엔 진실성, 공정함, 열정이라는 나만의 최상의 가치를 지켜 가면서 돈을 버는 것이 너무나도 어려워 보였기 때문에 나는 엄청 난 내적갈등에 부딪혔었다. 내 인생의 가치들과 물질중심주의 사 이에서 균형을 찾는 것이 너무나도 어렵다고 느꼈던 것이다. 하지 만 킬라니가 태어난 순간, 그때까지의 나보다 더욱 좋은 사람이 되 어야 한다는 걸 본능적으로 깨달았고, 그랬기에 더욱 건설적인 삶 을 살 수 있었다.

나는 학교로 돌아가 운동요법과 이동요법, 응용영양에 대한 과 정을 포함한 대체의학 학위를 마쳤다. 응용영양과 이동요법을 통 해 나는 만성질환과 부상으로 고통받고 있는 환자들을 위한 일을 시작할 수 있었다. 헬스 케어 분야에서 일하고 있던 기간에 체육 교사였던 아내가 내게 이렇게 말했다. "우리가 꼭 해야 할 일은 아 이들에게 어떻게 움직이는지 알려주는 것이에요. 아이들에게 몸을 바른 방식으로 움직일 수 있는 기초를 마련해 줘야 해요. 요즘 아 이들은 너무 앉아 있기만 하는 세상에서 자라고 있으니까요."

체육교사로서 그녀는 많은 아이들이 제대로 달리거나 멈추거나 뒤돌거나 점프하는 법을 배우지 못하고 있다는 것을 실감하고 있 었다. 내가 어렸을 때에는 친구들과 밖에 나가 뛰놀면서 위와 같은 기술을 자연스럽게 익혔지만 요즘 아이들은 신체적 활동이 자연스럽게 발생하지 못하는 너무나도 제한된 환경에 있기 때문에 이러한 움직임을 배울 기회가 없다.

우리 부부는 이에 관한 사업 계획을 세웠다. 사실 이때까지 내 인생은 오직 구직자로서만 살아왔기 때문에 기획서는 고사하고 사업계획이라는 것을 전혀 세울 수가 없었다. 그럼에도 불구하고 우리는 포기하지 않았다.

삼 개월이라는 시간이 걸렸지만 우리의 사업계획은 투자자들의 관심을 끌었고 결국 '스피드 인스티튜트'라는 아이들을 위한 체육관을 세울 수 있었다. 이 체육관은 사람들을 가르치고 돕는 내 특기를 사업에 적용시킨 교육현장이었다. 이 체육관을 통해 나는 리더이자 사장으로서 나의 결정이 직원들에게 어떤 영향을 미치는지 알게 되었다. 리더십 경험을 얻게 된 것이다. 몇 년이 지나고 스피드 인스티튜트는 성공적으로 자리 잡았고, 나는 사업 지분을 외부에 넘긴 후 성인 교육에 집중하기로 했다.

이후 나는 피트니스 코칭 자격증 프로그램을 개발하기 시작했다. 헬스 트레이너나 스포츠코치, 물리치료사들에게 유용하게 쓰이는 측정 가능한 'MET(Move, Empower and Transform)'로 현재는 전 세계적으로 알려진 프로그램이기도 하다. 내 기술들을 측정할 수 있게 만들어 트레이닝에 적용하게끔 하기 위해 트레이너들과 코치들을 가르치며 그들에게 영감을 불어넣고 동기를 부여할 필요가 있었다. 이것은 여태껏 혼자서만 일해 왔던 나에게는 새로운 도전이었다.

전 세계 각지에서 온 사람들과 함께 일하면서 나는 경영과 리더십에 대한 경험을 쌓아 나갔다. 그리고 팀이 꾸준하게 성과를 내게 하려면 내가 기존에 갖고 있던 효과적인 리더십에 관한 표면적인 지식이 심각하게 재검토되어야 한다는 것을 느꼈다. 그리고 그러한 과정을 통해 나는 리더십이라는 주제에 깊이 사로잡히게 되었다.

나는 과학에도 관심이 많았다. 그래서 대체의학을 배우면서 신경과학과 행동 신경과학을 공부하기 시작했고, 미들섹스 대학에서 '리더십의 신경과학'으로 석사학위를 취득하게 되었다. 이것은 내 인생에서 가장 큰 배움의 경험이었고 리더로서뿐만 아니라, 사람으로서, 또 부모로서의 인생을 뒤바꿔 놓는 큰 경험이었다.

학위를 취득한 후 나는 4년간 공부를 하면서 얻은 영감을 바탕으로 후에 책 제목이 된 '헤드스트롱 퍼포먼스'를 이름 삼아 임원 코칭 및 리더십 개발 회사를 세웠다. 헤드스트롱 퍼포먼스사(社)는 건강과 신경과학, 임원 코칭을 종합한 독창적인 코칭모델을 사용했다.

이러한 리더십, 피트니스 교육 분야에서의 성공은 세계 최대의 피트니스 클럽 프랜차이즈인 '애니타임 피트니스'로부터 관심을 받게 되었고 2013년에는 아시아지부 조직성과부의 임원직을 맡게 되었다. 당시 나는 애니타임의 전체적 브랜드 콘셉트에 부합하면

1. 배경

서도 개인에 의해 운영되는 각 프랜차이즈에 적용 가능한 학습과 개발 모델을 만들었다. 본사에서 만든 교육프로그램을 비교적 쉽게 회사 전체에 실시할 수 있는 일반적인 기업과 달리, 프랜차이즈 운영자들과 그 종업원들을 교육하고, 그것을 각 지점에 적용할 수 있게 하는 것은 강력한 참여유도전략과 동기부여를 필요로 했다.

비록 계획한 대로 진행되지 않아 기대에 못 미치는 결과를 얻은 적도 있지만 이 경험은 나의 리더십과 코칭 능력을 최대한 끌어올릴 수 있는 기회를 제공했다. 처음 일의 진행 정도는 계획과 달리 실망스럽고 느리기만 했다. 하지만 나는 끈기와 인내심을 가지고 포기하지 않았으며 결국 보답을 받았다.

또한 나의 학문적 지식을 쉽게 계량화할 수 있는 피트니스 모델로 바꾸었는데, 이는 애니타임 피트니스가 아시아에서 큰 성공을 이루는 데 핵심 동력을 제공했다. 이때의 경험은 리더십과 변화에 대한 강력한 통찰력을 주었을 뿐 아니라 이 책을 쓰는 데에도 영감을 주었고 '헤드스트롱 퍼포먼스 코칭법'에 중요한 근간을 마련해 주었다.

돌이켜 보면, 나는 과거의 경험을 통해 배워 왔다. 그 경험들은 서로 연관이 없어 보일지 모르지만 결국 오늘날 나라는 사람의 인격을 형성하는 데 영향을 미쳤으리라 생각한다. 그러나 과거가 우리의 미래를 규정짓지는 못한다. 미래는 과거의 경험으로부터 얻은 교훈을 어떻게 선택하고, 그 가치를 어떻게 활용하는지에 달려 있기 때문이다.

　아무리 큰 어려움이 있고, 앞길이 불투명해 보여도 내 가치들을 지킴으로써 진정한 나로서의 중심을 잡을 수 있었다. 더불어 운동과 건강은 오늘의 나를 만드는 데 아주 중요한 역할을 수행한 등대와 같았다. 시간이 흐를수록 운동과 건강이 내 가치, 즉 진실성과 타인을 위한 헌신을 가능하게 해준 도구였음을 더욱 선명히 느끼게 된다.

　이 책을 읽고 나서 당신도 나와 마찬가지로 가치와 건강을 지키기 위한 원칙에 고집스러운 사람이 되어 있길 바란다. 인생에 있어 어떠한 도전과 장애물에 마주치더라도, 이러한 자세는 직장에서뿐 아니라 삶 전체에 있어 필요한 집중력, 창의력 그리고 실행 능력을 길러줄 것이다. 뿐만 아니라 틀에 박힌 고정관념에서 벗어나 다양한 관점을 경험하고 새로운 시각으로 세상을 바라보는 기회를 제공할 것이다.

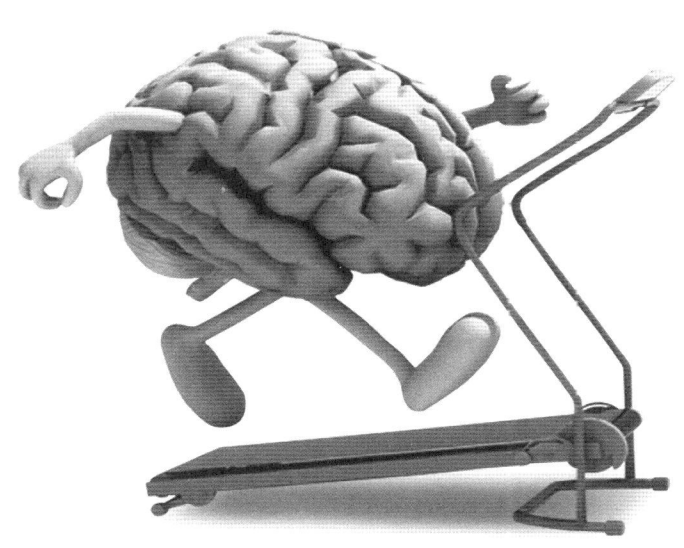

제2장

건강과 업무성과

"성공한 사람들은 건강한 몸과 건강한 정신의 중요성을 안다.
효율적인 수행을 위해 이 두 가지는
떼려야 뗄 수 없는 밀접한 관계라는 것을 아는 것이다."
– 앤디 파울라 –

딸 킬라니가 속해 있는 팀의 배구 선수 6명이 국제 챔피언 대회가 있던 해에 나를 찾아온 적이 있었다. 그들은 대회를 위해 그해 내내 준비했고, 훈련했고, 서로 경쟁했다. 정규연습 이외에도 개인적으로 배구 기술을 개선하고 체력을 향상시키는 데에 모두가 엄청난 시간을 쏟았다. 또래의 여자 아이들이 흔히 하는 것처럼 소셜 미디어를 하고, 비디오 게임을 하고, 밤샘 파티로 늦게까지 논다든지 하는 일들은 그들과는 거리가 먼 얘기였다. 오로지 그들의 희생이 국제 챔피언 대회에서 좋은 성적으로 보상되기만을 바랄 뿐이었다. 배구와 팀에 대한 그들의 헌신은 대단한 것이었고 그런 팀에 내가 코치가 되어 주길 원했다는 것이 영광으로 느껴졌다.

우리는 매 경기 전후에 팀원들과 대화를 가졌는데 이 경기 또한 예외는 아니었다. 경기 전 마음을 가다듬는 동안 소녀들은 나를 둘러싸고 동그랗게 앉아 우리의 기대에 대해 이야기했다. 그들은 어떻게 이겼으면 좋겠는지 이야기했고, 이런 것들은 충분히 동기부여가 되었다. 하지만 내가 그들에게 '어떻게' 팀 안에서 그것을 이루어낼 것인지 물어봤을 때에 그들은 모두 조용해졌다.

경기를 위해 개인적으로는 준비를 많이 했지만 팀으로서의 정신적 준비는 그만큼 하지 않았던 것이다. 그들은 어떻게 경기에서 '함께'할 것인지를 주의 깊게 생각해 본 적이 없었던 것이다. 모두 이기기를 원하고 있었지만 팀으로서 그것을 이루기 위해 무엇을 할지에 대한 서로의 공통된 합의는 없었다. 그들은 목적에 집중했지만 아무도 거쳐야 할 과정에 주목하지 않았다.

운동 심리학에서 '무엇을' 할 것인지와 '어떻게' 할 것인지에 초점을 두지 않고 단순히 이기는 것에만 집중할 때 실질적으로 이길 확률이 낮다는 것을 보여주는 연구 결과가 있다. 그래서 나는 단순히 이기는 것에서, 단결된 팀으로서 행동하는 것과 그 과정에서 즐거움을 찾는 것으로 대화의 초점을 옮겼다. 그들은 어떻게 서로 공을 패스하고 어떻게 함께 점수를 낼 것인지를 상상해보며 정신을 가다듬었다.

소녀들은 경기 날 하나의 단합된 팀으로 경기장에 올랐고 완전한 팀워크를 보여 주었다. 쉽지는 않았다. 첫 경기에서 한 소녀가 정신적으로 무너지는 것을 경험했다. 그녀는 스스로 완벽하길 기대했지만 어떤 이유에선지 마음대로 몸이 따라주질 않았다. 공을 만질 때마다 공은 제멋대로 움직였고 계획한 것과 완전히 다른 방향으로 튀었다. 그동안 팀원들은 더 많이 움직이고 에너지를 쏟아 그녀를 도와주었다. 또한 그녀가 그 순간을 헤어나기 바라며 여러 격려의 말들을 했다. 하지만 불행하게도 계속되는 실패에 다른 선수로 교체가 되기 전까지 그녀는 완전히 자신감을 잃었다. 대기석에 앉아 울음을 터트리며 앞으로 일어날 일에 완전히 비관적이 되어 있었다. 나는 그녀에게 경기 중 어떤 일이 일어났는지 물어보았다. 그녀가 울면서 말했다.

"코치님, 이해가 안 돼요. 많이 노력했는데 아무것도 뜻대로 되지 않았어요. 공을 제대로 칠 수 없었어요. 평소처럼 높이 점프하지도 못했어요. 완전히 망쳐 버렸다구요. 제가 우리 팀을 실당시킨 것 같아요."

그녀에게 간단한 질문을 했다.

"점심식사는 언제 했니?"

그녀가 대답했다.

"먹지 않았어요. 너무 긴장됐거든요."
"오늘 물은 얼마나 마셨니?"
"이 한 병만큼이요."

그녀는 명백히 탈수증상을 보였고 혈당이 떨어져 고전하고 있었다. 나는 그녀에게 에너지 드링크, 물 그리고 에너지 바를 주었다. 그리고 첫 경기 나머지 시간은 앉아 쉬게 했다. 두 번째 경기가 시작될 때쯤 좀 전에 섭취한 음식과 음료가 그녀의 뇌, 신경계 그리고 근육에 힘을 주며 에너지가 상승하기 시작했다. 완전히 재충전된 후 그녀는 일어나서 다시 경기에 임했다.
두 번째, 세 번째 경기에서 그녀의 성과는 눈에 띄게 좋아졌다.

그녀의 회복으로 전체 팀이 다시 재정비된 기계처럼 돌아가기 시작했다. 덕분에 그들은 토너먼트 경기를 끝내고 우승을 거머쥐었다. 팀이 그날 노력의 대가인 우승컵을 안은 후 우리는 브리핑을 위해 다시 모였다. 우리는 어떤 것이 잘되고 잘못되었는지 이야기했다.

몇몇 소녀들은 탈수했다거나 공을 계속 놓쳤던 것과 같이 팀이 고전했을 때, 경기 자체, 상대팀 그리고 잘하지 못하는 팀원에 대해서까지 위축감이 스스로를 지배하도록 내버려 두었다고 기억했다. 이것은 상황을 더욱 악화시켰고, 그 대가로 첫 게임을 내주고 말았던 것이다.

그들 모두는 단지 한 팀원의 신체적, 감정적 상태라고 해도 팀 전체의 감정 상태에 큰 영향을 미친다는 것을 알게 되었다. 일부 팀원들의 마음이 약해지면 팀 전체의 실적이 눈에 띄게 떨어진다는 것을 확인한 것이다. 그날 이 팀이 얻은 교훈은 개인이 아무리 잘 준비하고 열심히 훈련했더라도 스스로를 제대로 컨트롤하지 못한다면, 개인의 실적뿐 아니라 팀 전체의 실적이 망가진다는 사실이었다.

그날 이후, 소녀들은 영양과 운동에 대해 매우 진지하게 임했다. 수직 점프 실력을 늘려 수준 높은 경기를 하고 싶어 했던 킬라니는 어느 날부터 건강한 음식을 '점프 푸드'라고 부르기 시작했다. 그리고 그녀의 성과가, 더 나아가 팀의 성공이 '무엇을 먹는가'

에 의해 영향을 받는다는 것을 직접 경험했다.

이것은 팀 스포츠를 통해 배울 수 있는 많은 놀라운 교훈 중 하나의 예일 뿐이다. 4년간의 연구 후 나는 이것이 기업에게도 역시 매우 중요한 교훈이라는 것을 알게 되었다. 팀 스포츠 선수들은 대부분의 직장인들이 모르는 중요한 것을 이해하고 있다. 우리는 모두 생태계 속에 살고 있고 우리의 행동(아무 행동도 하지 않는 것도 포함)은 팀 전체에 영향을 준다는 것이다. 팀에 속해 있는 모든 선수들은 생태계를 건강하게 유지하기 위해서 끊임없이 그들 최고의 경기를 펼쳐야 함을 잘 알고 있다.

이것은 스포츠 팀에서는 너무나 명백하게 드러난다. 킬라니의 배구팀이 보여준 결과처럼 개인의 안 좋은 성과는 팀의 성적에 즉각 영향을 미치기 때문이다. 한 선수가 부진하면, 나머지 선수들은 그것을 알아채고 그 부족한 부분을 메워야 한다. 또한 실제 생태계 또한 이런 방법으로 작용한다.

자연과 지구 온난화에 대해 생각해 보자. 아마존 숲에서 나무를 베어낸다고 가정해 보자. 나무의 수가 적어지면 나무에서 배출되는 산소의 양이 줄어들고, 이는 이산화탄소 농도를 올라가게 만든다. 이산화탄소는 오존층을 막고, 이로 인해 지구 온도가 오르고, 연쇄적으로 만년설이 녹는다. 그 결과로 수면이 상승하고, 전 세계에 허리케인이 야기된다. 아마존 숲의 나무를 베어버림으로써 그 결과가 일본이나 미국 해안에 허리케인이 되어 나타날 수 있다는 것이다. 수많은 생명의 희생은 말할 것도 없이 수십억, 수조 달러의 피해를 남기면서 말이다.

이것을 기업에 적용해 보자. 파리에 있는 다국조 기업의 재무 부서에 일을 제대로 안 하는 직원 한 명이 있다 상상해 보자. 이것은 인도에 있는 영업사원에게 영향을 줄 수도 있다. 오늘날 전 세계로 뻗어 있는 조직에서 개인의 태도나 행동이 스스로 인지하지 못할지라도 조직의 다른 이들에게, 어쩌면 저 멀리 다른 대륙에 있는 이에게도 영향을 줄 수 있다는 것이다.

생태계를 통한 비유는 우리 내면 환경에도 적용될 수 있다. 우리 자체가 생태계이기 때문이다. 우리는 아마존 숲의 나무들이 세계 기온에 영향을 주는 것과 같은 방식으로 서로 상호작용하고 영향을 주는 수조 개의 세포 집합체이다.

대학원 시절 대체의학을 공부했을 때, 사람의 몸은 순혈관 시스템, 호흡기 시스템, 골격 시스템 등등 수없이 많은 시스템으로 이루어져 있다는 것을 배웠다. 하지만 우리는 시스템을 각각 다루는 방법만을 배웠다. 질병을 치료할 때 시스템 밖을 보지 않고, 특정한 시스템의 하나의 영역만을 보았던 것이다.

하지만 살아 있는 인간으로서 우리는 부분의 집합보다는 더 복잡한 존재이다. 복잡하게 작용하는 시스템의 집합인 것이다. 이를테면 소화기 시스템의 작용은 심장의 동맥에 영향을 준다. 다행히도 오늘날 이전보다 많은 의사들이 더 정교하고 전체론적인 방법으로 접근하고 있다. 이러한 인식체계의 변환이 일어나는 이유는 의사들 또한 진정한 치료란 환자 내부의 한 시스템에만 집중하는 것이 아닌, 환자 몸 전체를 하나의 유기체로 바라보는 접근으로써만 이루어질 수 있다는 것을 배우고 있기 때문이다.

오늘날 조직 역시 비슷한 원리로 작동한다. 경영자들은 시스템이 모여서 조직을 구성하는데도 불구하고 개별적 시스템만 보려는 경향이 있다. 각각의 시스템은 생태계에서와 같이 서로 직접적 영향을 준다. 신체는 함께 일하고 서로 영향을 주는 수조 개의 세포로 이루어져 있다. 조직도 마찬가지이다. 서로 영향을 주며 일하는 조직원들이 '세포'와도 같은 존재인 것이다.

현대 의학에서 특정 시스템에 집중한 것이 아무런 성과를 가져다주지 않은 것은 아니다. 이러한 접근으로 지난 몇백 년간 많은 사람들을 치료해왔다. 하지만 현대 의학의 발달은 우리에게 특정 시스템에만 집중하는 방식은 한계가 있다고 알려준다. 만약 우리가 의학에서 현재 수준의 성과보다 더 나은 효과를 기대한다면, 치료의 질과 효율을 높일 수 있는 상호보완적인 접근 방법으로 바꾸어야 할 필요가 있다.

마찬가지로 우리가 현재 조직 운영 방식의 효율성을 높여 조직의 성과를 올리고 싶다면 가치와 효율을 높이는 상호보완적인 접근 방법을 찾아야 한다. 그리고 새 접근법을 찾는 데 있어 핵심은,

생태계와 그 상호의존성에 대한 이해에 있다.

건강과 조직의 성과

2013년 애버딘 기업은 인적자원관리 트렌드 보고서를 출판했다. 이 보고서의 핵심 메시지는 직원에 모든 초점을 맞추어야 한다는 내용이었다. 조직이 효율적인 시스템과 기술에만 투자를 하다보니 인적자원이 감소했고, 게다가 비용을 낮추기 위해 직원들은 동시에 여러 작업(multifunctioning)을 수행할 것을 요구받고 있다. 비용은 낮게 유지하고 이익은 높게 창출하기 위한 노력으로 우리는 새로운 형태의 직장인 모델을 만들고 있다. 바로 멀티태스킹을 할수 있는 사람이다. 하지만 어떻게 평범한 직장인이 이러한 변화에 대응할 수 있을까? 복합적 기능을 수행하는 것은 직장인에게 어마어마한 부담과 스트레스를 준다. 그들은 개인적인 삶에서 파트너로, 배우자로 그리고 부모로서 역할도 온전하게 하는 동시에 증가하는 업무량을 필사적으로 소화해내려고 노력한다.

이러한 현상 때문에 우리는 극도의 피로와 '프레젠티즘'으로 고통 받는 많은 위태로운 직장인들을 보게 된다. '프레젠티즘(Presenteeism)'이란, 단지 출근했다는 걸 보여주기 의해 지치고 우울하고 병든 상태로 직장에 오는 사람들을 말한다. 그들은 자리에 앉아 있지만 좋은 성과를 보여줄 능력은 가지고 있지 않다. 스트레스, 불안감 그리고 우울증이 질병으로 나타나게 되고, 더 이상 증가하는 압박을 견딜 수 없어서 조직을 떠나는 인원이 생기게 된다.

좋든 싫든 직원들은 수익을 낼 수 있는 원천이 되거나 조직의 가장 큰 부채가 되기도 한다. 애버딘 기업 보고서는 계속해서 생산과 이익을 창출할 수 있도록 직원에게 투자해야 할 필요성이 엄청나다는 걸 강조했다. 이 연구와 다른 보고서들이 우리에게 말하는 것은 스트레스, 행복 그리고 업무 수행 이 세 가지가 복잡하게 연결되어 있다는 것이다. 또한 그것들 사이의 균형은 조직 전체에 영향을 준다. 스트레스가 높을수록, 직원들은 행복하지 못할 가능성이 높다. 행복하지 못할 때, 직원들은 좋은 성과를 내지 못한다.

그리 오래지 않은 과거엔 행복한 직원이란 부드럽고, 감성적이고 그다지 진지하지 않은 사람으로 생각되었다. 좋은 성과를 내기 위해 행복해질 필요는 없다고 믿어졌다. 하지만 우리는 지금 행복한 직원들이 행복하지 못한 이들보다 더 생산적이라는 것을 알고 있다. 행복은 사실상 회사에 이익을 가져다주는 실질적 원천이다. 직원들이 행복하다면, 그들은 일에 대해 더 긍정적 태도를 가질 것이고 더 나은 성과를 보여줄 것이다.

건강, 행복 그리고 스트레스 사이의 긴밀한 연관성은 건강-성과 피라미드로 볼 수 있는데 이것은 내가 초기에 엘리트 운동선수들을 훈련시키며 고안한 것이며 후에 직장인들을 대상으로도 채택하게 되었다.

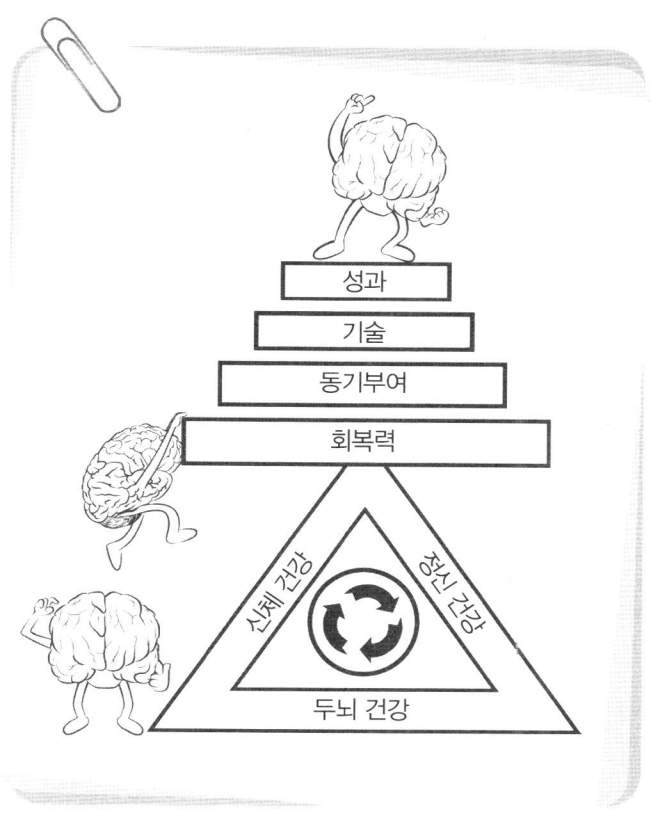

이 피라미드의 가장 아랫부분에는 두뇌의 상호 작용을 보여주는 작은 삼각형이 있다. 우리 뇌의 작용은 신경화학에 기반하여 뇌 속의 산소와 수화(水和)의 양 그리고 다른 생물학적 변동을 관장한다. 예를 들어 뇌 작용의 균형이 깨지면, 우리 정신과 관련된 모든 면, 즉 생각, 기분 그리고 행동에 상당한 영향을 미친다. 이는 음식 및 운동과 같이 건강에 관한 판단력과 행동에 부정적인 영향을 주며 이는 다시 뇌 작용에 부정적인 영향을 주는 결과로 이어지는 악순환을 만든다.

어느 날 밤 당신이 고지방의 음식을 먹고 술을 많이 마셨다고 생각해 보자. 다음 날 당신의 뇌가 생물학적으로 최상의 작용을 할 리는 없다. 이는 당신의 사고 과정, 기분, 행동에 영향을 주어 또다시 건강하지 못한 음식과 술에 손을 대도록 할 가능성이 높다. 이것은 또다시 당신의 뇌 기능을 저하시키는 악순환으로 연결된다.

이를 바꿔 생각해 보자. 자신을 잘 관리하면 당신의 뇌는 훨씬 나은 화학반응을 만들어 내어 잘 기능할 것이다. 당신의 생각, 기분, 행동은 더 긍정적으로 변할 것이며 이로 인해 당신은 건강에 도움이 되는 선택을 하게 된다. 건강한 몸은 뇌가 더 잘 기능할 수 있게 한다. 선순환이 이루어지는 것이다.

또 한 가지로 스스로를 잘 관리하면 더 많은 에너지가 생성되는데 에너지는 뇌의 회복력을 강화시키기 때문에 매우 중요하다. 운동을 하고 스스로의 건강을 관리하는 사람들은 일반적으로 더 높은 에너지를 갖고 있다. 그들은 주어진 것이 무엇이든 해낼 수 있다고 느낀다. 만약 절망할 일이 생긴다 해도 그들은 다시 일어설 수 있다. 절망을 딛고 일어날 수 있는 능력이 바로 회복력이다.

에너지가 없으면 우리가 힘을 잃게 되듯이, 반대로 우리가 좋은 음식을 선택함으로써 많은 에너지를 갖게 된다면 더 오래 버틸 수 있다. 인지적 비축분(Cognitive Reserve)이라는 개념은 '우리에게는 정해진 양의 에너지가 주어져 있고 그것은 소모되거나 비축된다는 것'을 제시한다. 이러한 에너지 비축분은 사교 활동부터 운동까지 모든 종류의 활동에 이용될 수 있다. 그 활동들은 또다시 우리의 배터리를 충전하고 에너지를 만들어 낸다.

또한 스트레스는 우리 뇌의 에너지 레벨이 떨어질 때에 생겨난다. 뇌에 가스가 부족할 때 뇌는 안전하지 못하다고 인식하기 때문에 불안함을 느끼게 된다. 불안함을 느낀 뇌는 생존모드에 돌입해 뒤에서 다루게 될 많은 부정적인 결과를 일으킨다. 이는 다음 단원에서 더 세부적으로 다뤄질 것이다.

에너지, 인지적 비축분 그리고 회복력은 당신을 더 노련하고 자신감 있게 만들 뿐 아니라 당신을 통해 다른 이들까지도 더 나은 숙련도과 자신감을 갖도록 하기 때문에 매우 중요하다. 이 요인들은 모두 복잡하게 연결되어 있고, 당신의 에너지는 주변 이들에게까지도 '확산'되어 전체적으로 업무 성과를 향상시킨다.

난 이것을 '빙산 효과(Iceberg effect)'라 부르고 싶다. 경영에서의 성과를 측정할 때 우리는 건강-성과 피라미드에서 맨 위 두 층의 성과만 보려고 한다. 그 아래, 즉 빙산 아래에 무엇이 있는지는 보려 하지 않는다. 뇌를 직접 볼 수 없기 때문에 그것에 주목하지 않는 것이다.

하지만 우리는 뇌 기능의 관리시스템을 신경학적으로 더 깊이 들여다볼 필요가 있다. 만약 어떤 이의 성과가 떨어진다면, 문제는 불균형적인 뇌 상태에 있을 수 있다. 이를 고려하지 않고 문제를 구조적, 외적 또는 엄격히 이성적인 방법으로만 접근한다면 효과를 얻지 못할 수 있는 것이다. 우리는 사람 전체에 집중해야 한다.

건강과 직원의 성과

몰입도(engagement)는 오늘날 단연 중요한 화두이다. 스칼렛 국제 조사 기구에 의하면, 직원의 몰입도는 그들이 직업, 동료 그리고 직장에 얼마나 긍정적 또는 부정적 감정을 가지고 있는지 측정한 것이다. 몰입도는 직원들이 직장에서 배우고 일하고자 하는 의지에 아주 큰 영향을 준다. 몰입도가 높은 직원은 조직, 팀 그리고 동료들을 대표하여 생각하려는 경향을 갖는다.

그럼 몰입하지 않는 이들은 어떨까? 그들은 오로지 자신만을 생각한다. 신경과학에 의하면, 몰입하지 않는 것은 실제로 우리 뇌의 기본 상태이다. 이기적으로 생각하는 것은 지극히 정상이다. 뇌는 이기적이도록 고안되었고 이는 지구상에서 우리의 존재를 안전하게 하는 생존 장치이다.

그럼 조직의 이익보다 개인의 이익을 더 먼저 생각하는 생물학적 명령을 따르는 사람들에 대해 "몰입하지 않았다."라고 비난해야 할까? 단지 뇌가 내리는 생존명령을 따르는 것을 부정적으로 인식하는 것이 옳은 일일까? 나는 리더십 실행에 있어 주요한 오류 중 하나가 많은 리더들이 직원들이 기본적으로 몰입되어 있기를 기대하는 것이라고 생각한다. 우리는 직원들이 자연스럽게 몰입하길 기대할 수 없다. 직원들이 몰입할 수 있도록 우리가 책임감을 가져야 한다.

만약 우리가 리더로서 직원들의 몰입도를 높이고자 한다면, 그들의 뇌를 변화시키는 것이 우리의 역할이다. 높은 몰입도를 얻기 위해 혁신적인 리더십 전략을 적용해야 한다. 만약 몰입도가 떨어진다면, 그것을 높이는 것 또한 우리의 책임이다.

왜 이것이 중요할까? 다양한 연구결과는 사람들이 몰입할 때에 많은 일들이 일어난다고 말해준다. 집중도가 높아지고, 산만해지는 시간이 줄어들고, 생산성, 창의성, 의사소통하는 능력 모두가 높아진다. 그리고 그들의 긍정적인 영향력 역시 높아지게 된다.

다른 이들에게 영향을 미치는 것을 개인의 영향력이라 한다. 한 사람이 방 안으로 들어갈 때 두 가지 현상 중 하나가 일어난다. 그가 방 전체의 에너지를 끌어내리거나(이런 사람을 '에너지 뱀파이어'라고 부르도록 하겠다), 혹은 아무런 이유 없이 에너지 레벨이 치솟기도 할 것이다. 그의 존재가 모두를 에너지 넘치게 만든다면, 이것은 개인의 긍정적 영향이다.

우리는 모두 몰입하는 직원을 본 적이 있을 것이라 생각한다. 그들은 하는 일에 매우 신나 있고 몰입하지 못한 이들보다 훨씬 더 주변 사람들에게 긍정적인 영향을 미친다. 그들은 또한 정서적, 심리적으로 회복력이 좋고 조직의 활력과 적응도를 높인다.

직원의 몰입도는 매년 수십억 달러가 거래되는 시장에도 영향을 준다. 막대한 돈이 몰입도 정도에 따라 들어왔다 나왔다 할 수 있는 것이다.

　이전에 내가 '프레젠티즘'이라는 용어를 언급한 적이 있다. 직장에서 직원이 신체적으로는 자리에 있지만 정신적으로는 그러지 못한 현상을 가리킨 말이다. 프레젠티즘이 아예 결근하는 것보다 여섯 배 더 조직에 피해를 준다고 알려져 있다. 따라서 조직이 신경 써야 할 것은 아파서 결근하는 사람들만이 아니다. 당연히 결근자들을 신경 써야 하지만 자리만 지키고 있는 프레젠티들이 사실은 조직에 더 큰 피해를 준다. 그들은 생산성을 떨어뜨릴 뿐 아니라 팀 전체에도 영향을 주기 때문이다. 몰입하지 못하는 직원들이 조직 전체에 부정적인 영향을 퍼뜨리는 것이다.
　따라서 뇌의 기본상태인 비몰입 상태는 조직의 성과와 이윤 창출에 부정적인 영향을 준다. 리더로서 몰입도를 높이기 위한 준비를 하지 않는다면, 조직의 성과는 최상의 상태와 거리가 멀어진다는 건 불을 보듯 뻔하다.

　만약 당신이 관리자 또는 사업주라면 이러한 문제를 이미 알아채고 극복하기 위해 여러 방법을 시도해 봤을 것이다. 하지만 당신이 놓치고 있는 중요한 점이 있다. 우리의 연구를 포함한 많은 유수의 연구 결과들은 신체적 건강과 직업 몰입도 사이의 명백한 연관성을 보여준다. 그렇다. 건강한 직원은 사실상 훨씬 더 몰입된 직원인 것이다. 2010년 세계적 컨설팅 회사 타워스 왓슨은 더 몰입되어 있는 사람들이 자연스럽게 더 건강한 선택을 한다는 것을 발견했다. 그들은 이런 말을 할 가능성이 높다.

"나는 내가 하는 일에 정말로 몰입해 있어. 이 회사에 있고 싶고 이 일이 나에겐 너무 중요해. 때문에 나는 계속 이 일을 할 수 있도록 내 자신을 돌볼 거야."

건강한 사람들은 에너지가 넘치고, 더 행복하고, 주어진 일을 하는 데에 적은 에너지를 쓰고 낮은 스트레스 수치를 보이며, 도전을 더 잘 감당할 수 있다.

사업 전략으로서의 건강

건강은 직원 몰입도에 중요한 역할을 하기 때문에 이것은 사업 전략에 가치 있는 도구이며 결코 무시되어서는 안 된다. 2년 전에 갤럽이 백만이 넘는 직장인을 조사한 적이 있다. 그들은 더 높은 직원 몰입도를 가진 조직이 몰입도가 평균이거나 떨어지는 조직보다 47% 더 높은 이윤을 만든다는 것을 발견하였다. 47퍼센트나 말이다! 만약 내가 47%의 수익을 더 내 줄 수 있는 소프트웨어 프로그램을 갖고 있다는 것을 기업에게 보여준다면 모든 기업은 엄청난 관심을 가질 것이다.

하지만 많은 조직에서 직원의 건강은 우선순위가 되지도 않고 중요한 전략으로 생각되지도 않는다. 그러나 연구 자료는 직원의 건강과 실제로 조직이 얻는 수익 사이에 긴밀한 연관성을 보여준다. 따라서 건강은 단순히 사람들에게 좋은 것에 그칠 뿐이 아니라 사업에도 중요한 전략이 된다. 건강의 실천은 실제로 직원 몰입도를 높이고 조직의 이윤을 올리도록 돕는다.

2010년 리서치를 하던 중 '아메리칸 익스프레스'의 인사총괄 임원을 만난 적이 있다. 다른 많은 거대 금융 기관과 마찬가지로 그들은 2008년 금융 위기 이후로 크게 고전하고 있었다. 하지만 흥미롭게도 아메리칸 익스프레스는 다른 조직들과는 달리 매우 낮은 직원 이직률을 보였다.

인사총괄 임원은 나에게 아메리칸 익스프레스가 2008년 금융 위기 이전에 종합적 직원 건강 프로그램을 실시했었다고 말했다. 금융 위기로 아메리칸 익스프레스는 급여를 줄이고 많은 임원들의 복지혜택을 낮추도록 압박받았다. 회사는 임원들의 대규모 이탈을 감수해야 했는데, 놀랍게도 많은 직원들은 남아서 위기상황에도 일을 하기로 선택했다. 이에 놀라 회사는 이러한 심각한 감축에도 그들의 직원들이 왜 남았는지 궁금해했다. 그래서 그들은 2010년에 설문조사를 실시했다.

놀랍게도 줄어든 급여와 복지혜택을 감수하고 회사에 남는 것을

2. 건강과 업무성과

선택한 이유로 가장 많은 답변을 받은 항목은 아메리칸 익스프레스가 그 위기 속에서도 건강 프로그램을 중단하지 않았다는 것이었다. 직원들은 건강 프로그램으로 인해 회사가 자신들을 진심으로 걱정해주고 있다는 느낌을 받았다고 답했다. 직원으로, 고객으로, 또는 임원으로서 조직이 그들을 든든히 받쳐주고 있다는 느낌을 받는다면, 그들도 조직을 지킬 것이다. 조직이 직원들을 진심으로 걱정해준다는 것을 보여주면 이직률은 낮아진다.

　이 회사는 견고한 건강 프로그램으로 만들어진 직원들의 충성도로 얼마만큼의 돈을 절약했을까? 이러한 관점으로 생각해보자.

　맥도날드를 예로 들어보겠다. 미국 맥도날드의 직원은 1시간에 약 9달러를 받는다. 이는 한 달에 약 1,500달러가 된다. 한 시간당 9달러를 버는 직원을 잃고 재고용해서 일할 수 있도록 훈련하는 데 맥도날드는 얼마를 지불해야 할까? 2012년 미국 진보 센터(CAP)에서 실행된 연구에 의하면 최저임금의 직원을 다른 사람으로 대체하는 것은 생산성 저하, 직원 채용, 교육, 오리엔테이션 등 보이지 않는 비용까지 고려했을 때 대략 직원 1년 임금의 20%, 또는 3,000달러 정도의 비용이 더 든다고 한다.

　만약 직원의 이직이 직원 1년 임금의 20% 손해를 입힌다면 일 년에 250,000달러를 버는 임원을 대체하는 데는 얼마가 들까? CAP는 임원의 대체는 훨씬 더 비싼 일임을 밝혀냈다. 임원을 대체하는 데는 임원 1년 임금의 216%가 필요하다는 충격적인 수치가 계산되었다. 평균보다 높은 이직률을 가진 조직에게 이것이 얼마나 큰 재정적 손해일지 상상해 보아라. 또한 우리가 그 대체 비용을 10%라도 줄일 수 있다면 실제 회사에 어떤 영향이 올지 상상해 보아라.

건강과 매슬로우의 욕구단계

이러한 엄청난 비용이 걸려 있기에, 직원들의 건강을 걱정하는 것은 단지 복지나 규정 준수의 차원이 아니다. 그것은 사실상 지출을 줄이고 이윤을 늘리려는 조직의 전략이다. 동시에 직원들에게 안정감을 주는 가치 있는 지원을 제공하며 말이다. 이처럼 직원들로 하여금 안정적이고 돌보아준다는 느낌을 받도록 하는 것은 여러 경로를 통해 업무 성과와 이윤을 높인다는 것이 밝혀졌다.

건강 프로그램은 직원의 건강만을 증진시키는 것이 아니다. 안정감은 그것대로 조직의 성과에 필수적이다. 이것은 '매슬로우의 욕구단계'라 불리는 유명한 심리학 모형에 가장 잘 묘사되어 있는 사실이다. 몇십 년 전, 아브라함 매슬로우는 층층이 쌓인 피라미드 모양의 모형을 고안하여 '욕구 단계'라고 명명하였다. 이 피라미드는 인간 욕구의 다양한 단계를 묘사했는데 이 단계에서 아래 단계 욕구가 만족되면 우리는 위로 올라갈 수 있다.

가장 아래 단계는 생리적 욕구이다. 예를 들어, 만약 어떤 이유로든 당신이 질식하기 직전의 상태라면 그날 점심으로 무얼 먹을 것인지 걱정하지 않을 것이다. 당신은 숨 쉬는 것 외에는 어느 것도 걱정하지 않을 것이다.

우리는 누군가, 혹은 무언가가 우리의 욕구를 위협한다고 느낄 때 스트레스를 받는다. 즉 숨 쉬기, 음식과 물 섭취, 성적 욕구 충족, 수면 등등의 생리적 기본 요소들에 대한 위협을 인지하면 그것은 스트레스를 만들어 낸다. 안전, 사회적 존중 그리고 자존감 등에도 같은 원리가 적용된다.

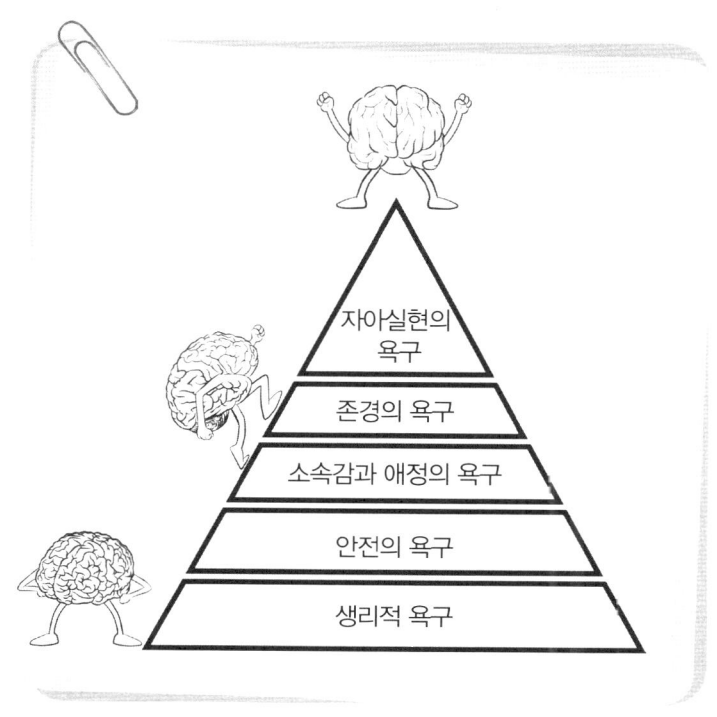

모든 아래 단계의 욕구가 충족되면 우리는 자아실현의 단계로 갈 수 있다. 자아실현은 우리가 창의적으로 살고 혁신하며 다른 이들과 상호작용할 수 있어야만 이룰 수 있는 단계이다. 즉 자아실현 단계를 충족시키는 것은 가정, 직장 그리고 삶에서 최상의 역할을 수행하는 데에 필수적이다.

여기서 건강의 역할은 실제로 흥미로운 수수께끼를 던진다. 매슬로우의 단계설을 따르면, 피라미드 가장 위에 위치한 직원들만이 규칙적으로 운동하고 건강한 선택을 할 동기를 가지고 있을 것이다. 하지만 여기서 "닭과 달걀, 무엇이 먼저일까." 하는 질문에 놓인다. 건강하지 못한 선택은 건강에 직접적으로 부정적인 영향을 준다. 또한 건강상태가 나빠지면 이는 매슬로우 단계에서 가장 낮은 곳에 위치한 생리적 기능에 영향을 준다. 하지만 생리적 욕구를 충족시키지 못하는 것만이 피라미드의 윗부분으로 올라가는 것을 어렵게 만드는 것은 아니다. 대부분의 경우에 자아실현의 단계에 도달하기 위해서 건강한 선택은 꼭 필요한 것으로 보인다. 따라서 하루의 건강하지 못한 선택은 그 다음 날 우리를 '생존 모드' 속으로 빠뜨릴 수도 있다.

예를 들어 만약 당신이 하루를 매우 즐겁게 끝내고 나서 이를 몸이 감당할 수 없을 정도의 과음과 고지방 음식으로 축하하고자 한다면, 다음 날은 최상의 상태를 유지할 수 있는 필수적인 영양이 부족하기 때문에 뇌에 상당히 힘든 아침이 될 것이다. 필수적인 영양분의 부족은 당신의 뇌가 세상을 다른 날처럼 긍정적으로 바라보길 어렵게 만든다. 당신의 회복력을 약화시키고 스트레스에 취약하게 만들어 버린다. 전날 밤의 선택 때문에 당신은 다음 날 소극적인 태도를 갖게 된다. 즉, 당신의 건강에 관한 선택은 실질적으로 당신이 매슬로우 욕구단계 중 어느 단계에서 살아갈 것인지에 영향을 준다.

건강과 리더십

리더십의 관점에서 생각해보자. 워크숍 참가자들에게 좋은 리더가 되기 위한 자질로 무엇을 생각하는지 물어봤을 때, 사람들은 공통적으로 다음 특성들을 언급했다.

좋은 리더는 비전이 있는 사람이다.
좋은 리더는 소통을 잘하는 사람이다.
좋은 리더는 앞에서 이끈다.
좋은 리더는 팀 플레이어이다.
좋은 리더는 공평하고, 창의적이고, 에너지 넘치고, 자기관리를 잘하는 사람이다.

물론 이것들 모두 좋은 자질이다. 하지만 리더로서 단지 이러한 자질을 가지고 있는 것보다 더 중요한 것은 주변 사람들에게 그 자질을 행동으로 '보여'주는 것이다. 우리는 종종 세상이 우리를 어떻게 '보는지'가 궁극적으로 우리가 얼마나 효과적인지를 결정한다는 사실을 간과하는 경향이 있다. 이는 단순히 우리 자질 문제가 아니다. 가장 중요한 것은 우리가 어떻게 그것들을 보여줄지에 대한 것이다. 조직에서 단순히 그 자질들을 가져야 한다는 생각보다는 리더들이 그러한 예를 직접 보여주고, 직원들은 그 자질들을 경험함으로써 영감을 받아야 한다.

다행히도 조직에서 인상 깊은 행동을 보여주는 사람들을 쉽게 만날 수 있다. 리더십은 공식적인 리더만 가질 수 있는 것은 아니다. 리더십은 조직 내 모든 사람이 가질 수 있고, 실제로 우리는 모두 잠재적인 리더십과 책임감을 가지고 있다.

하지만 조심해야 할 것은 행동으로 리드하는 것은 양날의 검과 같다는 것이다. 우리의 행동과 태도가 어떤 메시지를 보내느냐에 따라 조직 내에 긍정적 생각과 행동을 야기할 수도 있지만, 반대로 부정적인 결과를 초래할 수도 있는 것이다.

"행동으로 리드한다."라는 개념을 신경과학 맥락에 넣어보자. 1980년대와 1990년대에 이탈리아 연구원들이 동물에게 특정한 행동을 가르치는 연구를 짧은꼬리원숭이를 대상으로 해보았다. 그들은 자발적인 행동과 관련이 있는 부분인 전전두 피질에서의 뇌활동을 측정하였다.

어느 날 한 연구원이 아이스크림을 들고 걸으면서 아이스크림을 먹는 동작을 하며 팔을 들어 올렸다. 이를 본 원숭이의 뇌에도 같은 신경세포가 활성화되었고 원숭이도 아이스크림을 먹는 것처럼 팔을 들어올렸다.

이것이 의미하는 바는 무엇일까? 내가 팔을 들어 올릴 때 내 두뇌의 세포가 활성화되어 근육을 촉진시켰다. 또한 당신이 내가 팔을 올리는 것을 보면 당신 뇌의 세포 역시 활성화된다. 두정엽으로 연결되어 있는 신경세포는 시각피질에도 연결되어 있기 때문에 당신으로 하여금 느끼고 상상하는 것 둘 다 가능하게 한다. 따라서 내가 팔을 올리는 것을 보는 것이, 당신 뇌에서는 당신이 팔을 올리는 것과 같은 효과를 준다. 이상하게 들리겠지만 뇌는 어떤 행동에 대해 생각하는 것과 실제로 하는 것 사이에 차이를 느끼지 못하기 때문이다.

즉, 당신이 내가 팔을 올리는 것을 자주 본다면, 팔을 올리는 것과 관계된 당신의 운동 피질이 실제로 활성화될 것이다. 내 행동이 당신의 뇌에 직접적 영향을 주는 것이다. 이런 식으로 나의 행동이 다른 사람의 뇌에 영향을 줄 수 있다.

따라서 리더로서 나의 행동은 내 주변 사람들의 뇌를 변화시킨다. 실제로 세포를 변화시키는 것이다. 이 과정을 뇌 가소성이라 한다. 이러한 발견이 의미하는 바는 충격적이다. 만약 나의 행동이 다른 이의 뇌를 더 좋게 바꿀 수도, 나쁘게 바꿀 수도 있다면 이는 우리 각자에게 엄청난 책임감을 부여하게 된다. 중요한 것은 우리가 어떤 말을 하느냐가 아니라, 사람들이 우리가 어떤 행동을 하는 것을 보느냐이다.

최근의 연구 프로젝트에서 나는 싱가포르에 있는 108명의 기업 임원에 대한 조사를 하였다. 조사에서 나는 운동에 대한 뇌 반응 검사를 실시했다. 모든 참가자들은 처음에 일련의 뇌 기능 검사를 받았다. 그 후 참가자 절반은 간단한 운동 비디오 촬영에 참가하게 하였고, 나머지 반은 그 그룹이 운동하는 모습을 관찰하게 했다. 운동이 진행되는 동안 나는 모든 운동그룹과 관찰그룹 참가자들의 심박동 수를 기록하였다.

운동이 끝난 후 나는 뇌 기능 검사를 한 번 더 실시했다. 참가자에게는 내가 운동이 뇌 기능을 향상시키는지 아닌지에 대해 조사하고 있다고 말했다. 관찰그룹 참가자들은 내가 운동그룹만 테스트하고 있다고 믿었다. 하지만 나의 실제 관심은 다른 사람이 운동하는 것을 보는 것만으로도 운동을 직접 하는 것과 비슷한 생리적 효과를 끌어낼 수 있는지였다.

운동 그룹은 예상대로 12분의 간단한 운동만으로도 인지 능력의 향상을 보여주었다. 하지만 더 놀라운 것은 가만히 의자에 앉아 운동 그룹을 보기만 했던 관찰 그룹의 30%가 실제로 심박동 수가 증가했다는 것이다. 또 다른 놀라운 결과도 있었다. 심박동 수의 증가가 있었던 관찰자들 역시 운동을 한 그룹과 같이 뇌 기능의 향상을 보였다.

나의 결론은 이러했다. 우리 뇌의 거울 신경계는 관찰자들이 마치 그들 스스로 운동하는 것처럼 '상상할 수 있게' 했고, 그들의 심박동 수를 높인 것 역시 운동에 대한 상상이었다. 관찰이 뇌 기능 향상으로 이어지는 운동의 효과를 이끌어낸 것이다.

이러한 발견은 직원들이 그들의 리더가 건강한 음식을 먹는다거나 규칙적인 운동을 하는 행동을 보면 자극을 받게 될 뿐 아니라 그들의 신체와 뇌 또한 실제로 비슷한 건강 효과를 경험하게 된다는 것을 최초로 보여준다. 이러한 발견의 결과는 매우 큰 의미를 가진다. 나는 거울 신경계에 대한 더 큰 이해와 함께, 어떻게 리더로서 우리의 행동이 직원들의 건강에 영향을 주는지, 더 나아가 조직의 성과에 영향을 미치는지를 고민하는 새로운 리더십 접근 방식의 필요성을 인식하는 데 오랜 시간이 걸리지 않을 거라 확신한다.

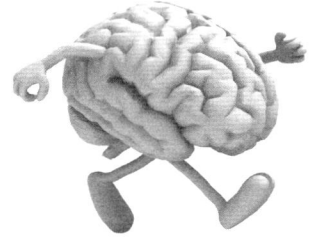

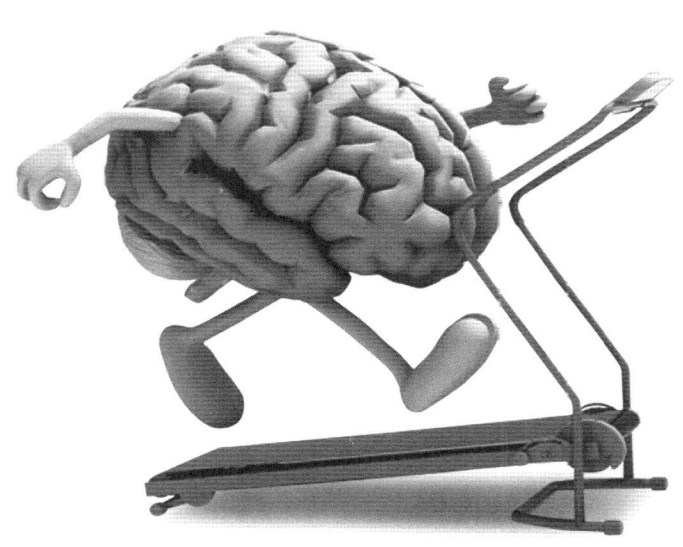

제3장

스트레스와 업무성과

"우리는 스트레스와 자극을 구분해야 한다.
마감을 맞추는 것, 목표를 정하는 것,
당신의 능력을 다하여 스스로를 채찍질하는 것은 자극이다.
스트레스는 걱정하고, 화나고, 좌절한 상태로,
이는 당신의 업무능력을 현저히 저하시킨다."

– 앤드류 번스타인 –

미국 심리학회는 2013년 보고서를 통해 미국인 다섯 명 중 한 명꼴로 심각한 스트레스에 시달린다는 내용을 발표했다. 다섯 명 중 하나, 즉 전체 미국 인구의 20퍼센트에 해당되며 숫자로는 약 6천만 명에 달하는 사람들이 현재 스트레스의 압박 속에서 살아가고 있다. 또한 미국인의 약 40퍼센트는 과거에 비해 지금 더 많은 스트레스를 받고 있다고 답했다. 이는 2008년 세계 경제대공황 때보다도 더 높은 수치이다.

우리가 생각하기에 별다른 걱정 없이 살아갈 것만 같은 18살부터 33살까지의 젊은 성인 남녀들은 오늘날 중·장년층 성인들에 비해 상대적으로 더 높은 스트레스를 받고 있다. 실제로 젊은 성인층의 거의 20퍼센트에 육박하는 사람들이 우울증으로 고통받고 있다. 뿐만 아니라 미국 심리학회 보고서는 만성 스트레스와 만성 질병 그리고 비만 간에 상당한 연관관계가 있음을 보였으며, 이와 더불어 미국인들의 42퍼센트가 스트레스로 인한 불면증에 시달리고 있다고 밝혔다.

이렇게 스트레스로 고통받고 있는 사람들의 수는 실로 어마어마하다. 이런 일련의 데이터로부터 우리는 적어도 직원들 중 20퍼센트가량이 이와 유사한 걱정을 가지고 있거나 증상을 보이고 있으며, 그 결과로 그들의 잠재력을 충분히 끌어올리지 못하고 있을 것이라 유추할 수 있다.

스트레스의 증상

미국 심리학회가 실시한 설문조사에 따르면 미극인의 스트레스 원인은 돈, 일, 경제, 가족, 대인관계, 건강상태, 주택자금, 고용불안 등 다양한 곳에 있음을 알 수 있다. 스트레스가 업무수행 능력에 악영향을 끼친다는 것은 두말할 필요도 없는 사실이다. 스트레스로 인한 수많은 정신적, 신체적 증상들을 감안하면 그 피해는 규모를 가늠하기도 힘들 정도이다. 미국 심리학회 브고서에 나열된 '스트레스로 인한 증상들'은 사실 너무나도 흔해서 수많은 직장인들이 이제는 그것들을 예외적으로 보기보다는 되레 '일상'으로 받아들이는 것들이다.

- 피로
- 불면증
- 불안감
- 집중력 저하
- 두통
- 체지방 증가
- 분노조절 장애
- 근육긴장
- 면역 체계 기능 저하
- 질병 가능성 증가

이는 오늘날 많은 직장인들이 최고의 성과를 내고 싶어 하지만 스트레스로 인해 성과가 저하되고 있음을 보여준다. 스트레스에 시달리는 많은 직원들이 그들의 잠재력에 미치지 못하는 성과를 내며 조직에 미치는 영향을 고려해 보면 그 피해는 실로 엄청나다. 내가 진행하는 세미나에서 나는 종종 참석자들에게 스트레스가 개인의 성과와 조직의 성과에 어떻게 영향을 미치는지 묻곤 한다. 자주 나오는 대답은 아래와 같다.

스트레스는 비효율적인 의사결정을 유발한다.
스트레스를 받은 사람이 결정을 아예 못 한다는 의미는 아니다. 하지만 시간이 오래 걸리고, 가장 효율적인 결정을 내리기 힘들다.

스트레스는 부정적 대인관계를 야기한다.
대인관계란 사람들 간의 상호적 관계를 의미한다. 스트레스는 우리의 에너지를 떨어뜨리며, 방어적인 태도를 취하게 만든다. 이는 주변 사람들의 감정에 부정적인 영향을 미칠 수 있다.

스트레스는 사기를 떨어뜨린다.
다른 사람이 스트레스에 시달리고 있는 것을 보면, 보는 사람까지도 우울해지고 사기와 의욕이 저하된다.

스트레스는 창의성을 저하시킨다.

3. 스트레스와 업무성과

일반적으로 스트레스는 혁신과 창의성, 문제에 대한 올바른 해답을 도출할 수 있는 사고체계로부터 우리를 완전히 분리시켜 버린다.

스트레스는 피로도를 높인다.
피로와 스트레스로 인한 수면부족은 뇌가 제 기능을 다하는 데 막대한 장애를 가져온다.

참석자들은 스트레스가 우리의 업무수행 능력에 가져오는 심각한 영향들에 대해 일반적으로 인지하고 있었으나, 많은 사람들은 그러한 스트레스의 영향이 이직률의 상승과 기업 전체의 생산력 저하를 불러온다는 것까지는 알지 못했다. 수많은 직장인들이 스트레스로 고통받고 있다면, 이는 분명히 기업의 이윤 창출에도 부정적인 영향을 가져올 것이다.

불행히도 스트레스의 부작용은 비단 업무능력 저하에 그치지 않는다. 일이 끝난 후에도 직장인들은 그들과 접촉하는 모든 사람들을 전염시킬 수 있는 치명적인 스트레스라는 바이러스를 떠안고 집으로 향하곤 한다. 스탠포드대학교의 로버트 사폴스키 교수는 수십 년간 진행한 연구에서 개코원숭이 무리의 우두머리 수컷이 기분이 안 좋을 때, 즉 스트레스를 받을 때 자신의 짝에게 폭행을 가한다는 것을 알아냈다. 그러면 그 짝은 자신의 여동생을, 그 여동생은 그녀의 자식들을, 그 자식들은 어린 사촌들을 폭행하는 식으로 이러한 폭력의 연쇄작용이 끊임없이 그리고 매우 짧은 시간 안에 일어났다고 한다. 개코원숭이 무리는 스트레스를 자신들의 구성원들에게 전가하며 해소하고 있었던 것이다.

흥미롭게도 개코원숭이의 뇌는 사람의 뇌와 매우 흡사하기 때문에 우리는 이러한 연구결과를 사람에게 적용해 볼 수 있다. 예상할 수 있듯이, 사람들 또한 개코원숭이와 굉장히 흡사한 양상을 보인다. 비록 모든 사람들이 스트레스 해소법으로 폭력에 의존하지는 않겠지만, 많은 사람들이 의도하지 않았던 감정적인 방법으로 스트레스를 표출할 수 있다. 개코원숭이의 폭력에 비하면 미미할지 몰라도 우리가 사랑하는 이들에게 이런 상황은 매우 고통스러울 수 있다. 스트레스 상태에서 하는 말, 어조, 표정, 기분, 분위기, 행동들은 긴장감과 부정적인 감정을 전달하며, 주변 사람들에게 영향을 미친다.

우리 뇌 속의 거울신경계를 기억하는가? 우리의 행동은 주변 사람들에게 육체적, 감정적으로 엄청난 영향을 미친다. 거울신경은 우리로 하여금 다른 사람들을 보면서, 그들의 행동과 감정을 느끼게 한다. 이것은 우리 직원들이나 동료뿐 아니라 가족에게도 작용한다.

이처럼 스트레스는 더 이상 개인의 문제가 아닌 것이다. 스트레스는 우리 주변의 모두에게 전염될 수 있는 아주 강력한 바이러스이다. 또한 부지불식간에 영향을 미치기 때문에, 우리는 주변사람들에게 주는 부정적인 영향을 종종 인식하지 못한다.

스트레스와 업무성과

위의 모든 사항들을 고려했을 때, 모든 스트레스는 나쁘다고 결론내리기 쉽다. 스트레스에 대해 듣거나 관련된 자료를 접할 때, 대부분 부정적 측면들을 마주하곤 한다. 앞서 열거한 모든 것들로 미루어 보면 이러한 생각은 타당할 수 있다.

그러나 아직 스트레스에 대해 다루지 않은 것이 있다. 사실 모든 종류의 스트레스가 우리에게 항상 나쁜 것만은 아니다. 많은 경우에 우리 자신을 채찍질하는 데 있어 스트레스가 사실상 긍정적인 자극이 된다. 스트레스에 대처하는 능력은 회복력에 기반을 두고 있으며, 이는 곧 업무 수행의 기반으로 이어진다.

일반 적응 증후군(General Adaptation Syndrome, GAS)이라는 개념은 저명한 내분비학자인 한스 셀리에에 의해 1930년도에 처음으로 만들어졌다. 연구를 통해 셀리에 박사는 적응에 크게 세 가지 단계가 있음을 밝혀냈다.

경고 단계라고도 불리는 첫 번째 단계는 감지돈 스트레스 요인에 반응하여 나타나는 생리적 반응을 말한다. 우리의 뇌는 스트레스 상황을 맞닥뜨리면 호르몬과 신경체계에서 반응을 나타낸다. 혈액과 포도당을 근육으로 재빨리 공급하기 위해 심박 수와 혈압을 증가시키고 아드레날린, 코티졸 같은 스트레스 호르몬의 분비를 증가시키는데 이 호르몬들은 우리의 정보처리 능력을 향상시키고 더 큰 능력을 발휘할 수 있게 해준다. 동시에 이런 생리적인 변화는 우리가 스트레스 요인으로부터 벗어나려고 하거나 격렬한 저항을 하다 다쳤을 경우 항염증 반응을 불러온다. 이러한 과정은 하나의 생명체로서 생존을 유지하는 데 매우 중요한 역할을 해 왔던 투쟁–도피반응(fight-or-flight)의 일종으로 볼 수 있다.

두 번째 단계인 저항 단계는 반복적인 스트레스에 대한 우리 신체의 적응 반응이다. 셀리에 박사는 쥐가 반복적으로 스트레스 요인에 노출되었을 때, 그 요인에 대해 더욱 강해지고 저항력을 키워 스트레스에 대한 적응수치를 높여 가는 것을 관찰했다. 얼마 후 쥐는 스트레스 요인의 영향을 완벽하게 극복하는 데까지 이르렀는데, 이러한 현상은 스포츠 및 경영자의 성과와 관련한 인간의 적응력에 대한 이해의 기반이 되었다.

불행하게도 셀리에 박사는 회복할 기회가 없이 스트레스 요인에 너무 자주 노출된 쥐들의 경우, 세 번째 단계인 탈진 단계에 접어드는 것을 목격했다. 이 단계는 부적응을 넘어 결국 죽음으로 이어졌다.

진화론적 관점에서 보자면 우리가 인간이라는 종으로서 자리매김하는 데에 스트레스가 굉장히 긍정적인 영향을 미쳤음을 알 수 있다. 적응이란 곧 진화의 핵심이며, 스트레스는 이러한 적응을 촉진한다. 인간의 역사를 통틀어 볼 때 언제든 우리가 반복적으로 스트레스 요인, 예를 들어 기후 변화나 식량 부족 등에 노출이 되면 더욱 강하고 똑똑하고 상황에 적합하게 적응해 왔었다. 이는 우리에게 그러한 자극원들로부터 적절하게 회복할 수 있는 능력이 있음을 말해 준다. 다시 말해, 생존과 정착은 변화에 대응한 우리의 적응능력의 증거라는 뜻이다.

모든 것이 안정된 항상성 단계에 있으면, 아무것도 변할 필요가 없고 진화하지도 않는다. 그러나 이 우주상에서 중력을 제외한 그어느 것도 그대로 머물러 있지는 않는다. 비즈니스 세계는 말할 것도 없이, 이 세계의 상황과 환경은 끊임없이 변화하고 있다. 변화는 우리 주변에서 하루도 빠짐없이 일어난다. 인류가 지구의 지배자가 될 수 있었던 것은 인간의 적응력이 매우 컸기 때문이고, 이는 오늘날 급변하는 비즈니스 상황에서도 도전을 극복하고 적응할 수 있다는 말이다.

뇌와 스트레스

스트레스는 뇌가 스트레스 요인을 인식하는 데에서 시작하는데, 셀리에 박사가 설명했듯 스트레스를 감지한 뇌는 이에 대응하는 생리적 과정을 통해 우리 몸과 뇌에 일련의 반응을 일으킨다. 우리의 신체가 스트레스 상황에서 어떤 과정을 거치는지 이해하기 위해 기본적인 뇌 구조와 기능에 대해 알아보겠다.

쉬운 이해를 위해, 복잡하게 연결된 두 개의 뇌를 분리해서 생각해보자. 변연계 뇌, 혹은 변연계는 두개골 아주 깊숙이 자리 잡고 있다. 이 뇌를 원시적 뇌라고 하자. 당신 주먹 크기의 이 뇌는 생식능력이나 식사, 생존을 위한 투쟁 등의 모든 원시적 행동을 담당하고 있다.

이 변연계를 둘러싸고 있는 물질을 대뇌 피질이라고 부르며, 우리 뇌에서 가장 나중에 발달된 부위이다. 이 중 핵심적인 부위는 이마 바로 뒤편에 자리 잡고 있는 전두 피질로, 전전두 피질을 포함하고 있다. 이 전전두 피질은 우리의 이성과 사고, 의사결정을 담당하는 두뇌부위이다. 의사소통을 하고, 타인에게 공감하며, 문제에 대한 답을 도출하거나 창의적인 생각을 하게 하는 핵심 부위로, 우리의 의식과 성격 형성을 담당한다.

대뇌 피질이 없다면, 우리는 주로 변연계 뇌를 사용할 것이며, 이 경우 우리의 행동은 개나 고양이와 매우 비슷할 것이다. 고래나 코끼리를 포함한 지구상의 모든 동물들의 두뇌와 비교했을 때 인간의 뇌는 신체 크기 대비 가장 큰 대뇌 피질을 지니고 있으며, 월등히 많은 부분의 두뇌(70%)가 전전두 피질의 기능을 담당하고 있는 것이다.

이렇게 큰 대뇌 피질은 인간에게 적응을 통한 진화를 가능하게 해 주었을 뿐만 아니라 오늘날의 문명사회에서 사회적 성공을 방해할 수 있는 인간의 원초적 본능들을 억제할 수 있게 해준다. 비록 우리가 이런 원초적 욕구들을 여전히 갈망하고 있을지라도, 전두엽이 그러한 행동들이 부적절하다는 것을 알려주기 때문에 많은 경우 우리는 이러한 욕망을 억누를 수 있는 것이다.

예를 들어, 직장 상사가 우리를 심하게 비난하거나 누군가가 당신에게 부정적인 피드백을 줄 때 우리 몸에선 원초적인 투쟁–도피 반응이 나타날 수 있다. 이는 우리로 하여금 방어적인 성향을 띄거나 그 상황으로부터 달아나버리게 만들 수 있다. 이런 행동이 부적절하다는 것은 너무도 명백한 사실이다.

다행히도 우리에겐 이러한 원초적인 반응들을 누그러뜨릴 수 있는 전전두 피질의 메커니즘이 존재한다. 앞으로 차차 알아가겠지만 스스로를 통제하는 인간의 자기제어 메커니즘은 생리학적 요인에 의해 휘둘리기 쉬워서, 때로는 우리가 맡은 일을 완벽하게 수행할 수 있도록 도와주지만 그렇지 않은 경우 변연계, 즉 '원시인의 두뇌'에 휘둘려 후회할 만한 행동을 하게 만들거나, 업두목표를 달성하는 데 훼방을 놓기도 한다.

우리가 셀리에 박사의 연구로부터 알 수 있는 점은 스트레스는 양날의 검과도 같다는 것이다. 인간의 뇌는 특정 스트레스 상황하에서 생존을 향한 엄청난 능력을 지니고 있으며, 실제로도 매우 회복력이 강해 더욱 향상된 결과를 낳을 수 있게끔 해준다. 하지만 이와 동시에 우리 뇌는 다른 스트레스 요인들에 의해 산산이 무너져 내릴 수도 있다. 이 중 많은 부분이 스트레스 요인을 극복하려는 뇌의 능력과 깊은 연관이 있을 뿐만 아니라 뇌가 스트레스 요인에 어떻게 대처하는지와도 연관이 깊다.

역경에 처했을 때 시각을 전환하는 것은 우리 뇌에 아주 큰 도전이며, 이는 엄청난 자제력을 요구한다. 자제력, 자기 통제는 자기 인식에서 시작하며, 이러한 자기 인식은 지식에 의해 이루어진다. 이제 스트레스에 대한 인간의 반응과 함께 궁극적으로 우리가 스트레스 요인을 어떻게 인지하고 처리하는지에 대해 면밀히 살펴보자.

적당한 스트레스는 우리를 단련시킨다

변연계 뇌 내부 깊숙한 곳에는 시상하부라 불리는 신경구조가 자리 잡고 있으며 이는 우리 몸의 항상성 또는 정신적 균형을 감시하고 유지하는 역할을 맡고 있다. 경고 단계(투쟁 또는 도피를 일으키는)에서 스트레스 상황을 맞게 되면, 시상하부는 여러 호르몬적 변화를 일으켜 부신으로 하여금 코티졸과 아드레날린을 배출하게 만든다. 아드레날린은 우리 몸의 근육을 자극하고, 심장 박동을 빠르게 하여 세포 조직 사이사이로 더 많은 산소를 불어넣는다. 이와 동시에 동공이 확장되어 주변으로부터 더 많은 정보를 읽어올 수 있고, 이 정보들을 더욱 효율적으로 처리할 수 있게끔 도와준다. 아드레날린의 분비는 우리에게 스트레스에 저항할 수 있는 강력한 힘을 가져다준다.

코티졸은 다음과 같은 역할을 한다. 첫째, 간으로부터 포도당을 급격하게 분비하게 해, 포도당이 뇌와 근육에 바로 에너지원으로 사용될 수 있게 해 준다. 둘째, 동맥을 수축시켜 아드레날린이 심박 수를 증가시키는 동안 혈액이 동맥 안을 더 빠르게 흐르게 한다. 셋째, 코티졸은 위협으로부터 달아나다 상처를 입었을 때 급성 염증의 발생을 늦출 수 있도록 면역 체계를 일시적으로 억제한다. 상처에 따른 급성 염증의 발생은 도망치는 속도나 싸울 힘을 심각하게 감소시키기 때문에 우리는 도망치는 몇 분간 회복을 지연시키도록 진화해 왔다. 마지막으로, 약간의 코티졸이 아드레날린과 결합하면 스트레스 상황에 놓인 우리 두뇌의 기억처리 능력을 대폭 향상시킨다. 이는 우리가 미래에 같은 상황을 반복하지 않을 수 있도록 위험한 상황에서의 경험들을 학습할 수 있게끔 도와준다.

이러한 현상들은 불과 0.2초 사이에 일어난다. 고작 10분의 2초 사이에 우리 몸과 두뇌는 도망가거나 싸울 준비를 마치는 것이다. 그 후 약 1, 2초 사이에는 우리 몸이 투쟁-도피 반응에 준비가 되어 있음을 스스로 자각한다. 다시 말해, 스트레스 상황에서 현재 무슨 일이 일어나고 있는지 자각하는 단계는 사실상 우리 뇌가 먼저 반응하고 난 이후에 일어나는 단계라는 것이다. 이것이 바로 사람들이 충동적으로 얘기하고 나서 곧바로 그것을 후회하게 되는 이유이다. 무언가 사건이 터졌을 때, 또는 흥분하거나 위협에 처했을 경우 우리 뇌는 종종 이미 대응을 하고 난 이후에서야 비로소 상황을 자각하곤 한다.

이것이 바로 우리 뇌의 기능이 설계된 방식이다. 우리는 생각하기도 전에 반응하도록 설계되었는데, 왜냐하면 과거 우리 조상들이 사자에게 쫓기는 동안, 저녁으로 무얼 먹을지에 대해서 생각하는 것은 생존에 아무런 도움이 되지 않았기 때문이다. 그러나 이러한 설계방식이 우리가 다른 사람들을 대할 때 항상 도움이 되는 것은 아니다. 비록 이러한 모습이 과거, 혹은 아직까지도 야생에서는 도움이 됐을는지는 모르지만, 한편으로는 그럴 필요가 없을 때의 많은 행동에서조차 이런 모습이 나타나기 때문이다. 본능적 반응이 늘 적절한 상황에만 나타나지는 않으며, 때때로 거짓경보를 울리기도 한다. 따라서 인간이 초기 진화 단계에서 살아남을 수 있도록 도와주었던 이러한 메커니즘이 현대사회에서는 단점 또는 제약사항으로 다가오는 것이다.

좋은 스트레스와 나쁜 스트레스를 구별하고, 더 나아가 이로 인해 발생하는 유익하고 건설적인 반응체계와 부적절한 반응체계를 이해하기 위해서 인체의 두 가지 신경체계에 대해 알아야 한다. 교감신경계와 부교감신경계가 바로 그것이다.

교감신경계를 주행 중 자동차의 가속페달이라고 생각해 보자. 가속페달을 밟으면 자동차 내부의 모든 것들이 부릉! 하면서 작동하게 되고, 차는 바로 튀어나갈 준비를 마치게 된다. 스트레스 상황에 놓이게 되면, 교감신경계는 마치 자동차의 가속페달을 밟은 것과 같이 각성을 하며 우리 몸을 다음 행동을 위해 준비시킨다. 반면, 부교감신경계는 브레이크와도 같은 역할을 담당한다. 부교감신경계가 활성화되면, 우리 몸은 사실상 휴식기로 접어들며 서서히 긴장을 풀게 된다.

극심한 스트레스를 받을 때는 먼저 투쟁–도피 반응이 활성화된다. 하지만 만약 우리가 사자로부터 도망쳐 탈출하여 안전한 상황에 놓이게 되면, 부교감신경계가 바로 활성화되고 이로써 우리는 몸과 두뇌의 안정을 되찾아간다. 또한 이후에 사자를 또 맞닥뜨리게 됐을 때 일전을 치를 준비태세를 다시금 갖추는 것이다.

우리 몸의 신비 중 하나는 바로 우리 신체가 과거의 경험들로부터의 학습을 통해 향후 더 나은 대응을 할 수 있는 방향을 스스로 찾는다는 것이다. 이로써 사자가 또다시 당신을 먹잇감으로 삼으려 할 때, 우리는 더욱 빨리 도망칠 수 있게 된다. 이러한 현상은 셀리에 박사가 정의한 두 번째 단계인 저항 단계에서 발생하며, 스트레스 요인에 적응해가는 과정이다. 사자로부터 도주해 본 경험은 뇌와 몸의 조직들을 더욱 강하고 견고하게 만들어준다.

위와 같은 현상을 가리켜 초과회복(Supercompensation)이라고 부르며, 1976년 헝가리 출신 스포츠과학자인 니콜라이 자콜레브에 의해 명명되었다. 그는 이러한 인체의 잠재력을 발견하여 이를 스포츠에서 활용하고 그 효과를 최대한으로 증폭시킬 수 있는 방법을 개발해냈다. 이렇게 개발된 방법은 지금까지도 전 세계에 존재하는 대부분의 운동발달 프로그램에 적용되고 있다.

자콜레브는 초과회복이 한동안 –약 4일간– 지속되며, 이후 서서히 감소한다는 것을 알아냈다. 이로부터 원 상태로 돌아가는 데에는 약 1주일이 소요된다. 따라서 만약 우리가 사자에게 쫓기는 상황을 한 달에 한 번 정도만 겪는다면 우린 그저 살아남은 것에 감사하는 것으로 그칠 것이다. 하지만 거의 3, 4일 간격으로 꾸준히 사자가 쫓아온다면, 우리는 사실상 초과회복 상태에 들게 될 것이며 우리 몸은 사자로부터 도망치는 데에 끊임없이 최적화될 것이다. 이것이 바로 운동선수들이 매주 몇 차례의 고강도 훈련을 실시하는 이유이며, 이로써 운동선수들은 끊임없이 초과회복 상태를 유지하며 기량을 향상시키게 된다.

이제 위에서 살펴본 내용을 우리의 업무환경 그리고 거의 일상과도 같은 스트레스 요인의 특징들에 비추어 살펴보자. 만약 우리가 3, 4일에 한 번꼴로 직장 내 스트레스 요인들과 한바탕 전쟁을 치러야 한다면, 이는 사실 우리에게 도움이 되는 일이다. 앞서 살펴본 운동선수들의 예처럼, 우리는 직장 내에서 초과회복 상태에 돌입하며 회복력을 엄청나게 높은 수준으로 끌어올리고 이전과 비교해 더욱 훌륭한 업무성과를 낼 수 있다. 따라서 스트레스를 효과적으로 관리하고 조절하면 우리는 최고의 성과를 낼 수 있다.

하지만 이보다 더 자주 스트레스에 맞닥뜨리게 되면, 이전의 스트레스 상황으로부터 충분히 회복되기도 전에 새로운 자극을 받기 때문에 이는 불리하게 작용한다. 이 시점에서 우리는 셀리에 박사가 설명했듯 회복할 기회가 없기 때문에 탈진 단계에 빠질 위험이 증가한다. 이와 같이 충분한 회복과 적응 기간을 가질 사이도 없이 끊임없이 몰아치는 스트레스는 많은 사람들의 정신적, 신체적, 감정적 붕괴를 낳고, 이는 운동선수나 전문가들일지라도 피할 수 없는 것이다.

이 모든 것을 고려했을 때, 실제로도 우리가 일상생활에서 확인할 수 있듯이 스트레스 그 자체가 문제가 되는 것은 아니다. 스트레스는 우리의 반응에 따라서 우리에게 미치는 영향이 달라진다. 스트레스를 견딜 수 있는 우리의 한계는 우리가 얼마나 잘 회복할 수 있느냐에 달려 있다. 이상적인 스트레스로부터의 회복은 우리의 신체와 두뇌를 더욱 견고하게 다져주며, 이는 결국 우리를 역경 속에서도 최고의 성과를 내는 전문가로 탈바꿈시켜줄 것이다.

현실적인 문제는 우리가 대개 스트레스 상황들 사이에서 충분한 휴식기를 가질 수 없다는 것이며, 스트레스가 지속될 경우 탈진 또는 극도의 피로를 가져온다. 이를 가리켜 만성피로라고 부르며, 만성피로는 우리를 서서히 죽이는 무서운 존재이다.

과도한 스트레스는 성과를 저해한다

약물에 중독된 사람들은 반복적인 약물 복용에 익숙해지면서 내성을 가지게 되어, 결국 약효를 점차 느끼지 못하게 된다. 이런 현상은 스트레스에 대한 반응에서도 똑같이 관찰된다. 뇌가 스트레스 자극을 수용할 때 격렬한 반응을 보이던 변연계 뇌 내 시상하부를 기억하는가? 급성 스트레스의 경우 시상하부가 뇌 속의 부신에서 생산된 코티졸을 인식하게 되면, 몸이 역할을 수행하기에 충분한 코티졸을 이미 흡수했다는 것을 알고 바로 스트레스 대응 반응에 돌입한다. 이런 반응은 일반적으로 매우 훌륭한 체계이다.

하지만 탈진 단계에서는 만성 피로를 겪고 있기 때문에 시상하부가 체내의 코티졸 분비량에 적응하기 시작한다. 이는 곧 코티졸에 대한 내성으로 이어지며, 증가하는 코티졸의 양에 갈수록 둔감해지게 된다. 이에 부신은 스트레스가 없는 상황에서도 코티졸을 끊임없이 분비하게 된다. 뇌 속에 너무 많은 코티졸이 분비된 경우, 마치 에스트로겐 분비량의 극심한 변동이 여성을 예민하게 만들거나 테스토스테론의 과도한 분비가 남성의 폭력성을 증가시키듯 코티졸 또한 우리의 두뇌에 악영향을 미치게 된다. 코티졸은 스테로이드의 일종으로 그 양이 지나치게 되면 두뇌와 내분비계의 기능에 이상이 생긴다.

코티졸은 상황을 판단하는 데에도 영향을 미친다. 코티졸은 우리가 주변 환경에 더욱 예민해지게 만들며, 위협에 저항해 더욱 강렬하게 반응하게 한다. 뿐만 아니라 실제로 벌어진 위협에 비해 더 심각하게 느끼게 만든다. 이로 인해 혈압이 증가하여 심장 관련 질환에 더욱 노출될 수 있다. 면역체계는 만성적인 피로로 인해 질병과 전염병으로부터 우리 몸을 제대로 지켜내지 못하게 된다.

또 다른 아이러니한 결과가 있다. 다수의 최신 연구들이 밝혀낸 바에 따르면 우리가 급성 스트레스를 겪는 동안 코티졸이 염증의 발생을 억제한다 하더라도, 만성 스트레스는 면역계 세포의 유전자를 변형하여 반염증성이 아닌 친염증성 세포로 바꿔버린다. 염증은 매우 광범위하게 질환을 유발할 수 있는데, 낮은 수준의 만성염증은 심장 질환부터 당뇨, 관절염, 각종 암 등 모든 만성질환과 연관되어 있다. 이 중 가장 염려되는 부분은 바로 이런 친염증성 세포들이 우리 뇌에 미치는 손상이다.

예를 들어, 알츠하이머는 기억력을 점차적으로 쇠퇴시키는 병이다. 우리는 이전까지만 해도 알츠하이머가 고령층에서 제한적으로 발생하는 병이라 믿고 있었으나, 이제는 훨씬 젊은 세대에서도 발견되고 있으며 가장 빠르게 확산되고 있는 만성 질병 중 하나이다. 만성 스트레스는 사람 뇌에서 해마 속 세포가 죽는 것과 연관이 깊다. 해마는 기억처리 능력과 학습능력, 특히 리더십을 발휘하는 데 핵심적인 역할을 하는 것으로 잘 알려져 있다.

마지막으로 코티졸 과다는 우리 몸이 체지방을 분해하는 능력을 저하시키며 체중 증가를 불러온다. 간단히 말해, 스트레스는 그 원인이 무엇이든 간에 우리를 생리적으로 살찌게 만든다. 낮은 회복력과 만성 스트레스는 직장인들에게 피로, 고혈압, 체중 증가 그리고 기억감퇴의 위험을 안겨준다.

이름에서도 알 수 있듯, 만성 스트레스는 아주 서서히 다가온다. 인간은 태생적으로 환경에 적응하는 동물이다. 그렇기에 만성 스트레스가 점차 퍼져감에 따라 우리는 끊임없이 이에 적응하고자 노력해 왔다. 또한 이런 노력으로 우리는 비교적 잘 감당해 내며 효율성을 유지해 왔다. 우리들 대다수는 사실 만성 스트레스의 부작용에 대해서 크게 신경 쓸 필요를 느끼지 못하거나 아예 알아채지도 못하며, 회복 불가능한 상태에 도달할 때까지 이런 상태를 그저 방치하곤 한다. 만성 스트레스를 겪고 있는 직원들은 대개 그들의 신체와 두뇌에서 발생하는 세포 손상에 대해서 모르고 있다. 게다가 만성 스트레스를 달고 사는 임원들 중 상당수도 만성 스트레스를 일종의 일상으로 여기는 시대에 살고 있다.

하지만 몸과 두뇌의 손상에 따라 업무능력은 점진적으로 감소하게 되어 똑같은 일을 하더라도 만성 스트레스를 겪지 않는 사람에 비해 더 많은 노력을 들여야 한다. 만성 스트레스에 지친 직원들은 아무리 최대한으로 집중하려고 해도 쌓이는 피로와 업무생산성 저하를 피해갈 수 없다. 대개 마지막 대안으로 회사를 떠나거나, 극도의 무기력감과 우울증 등에 빠지는 번아웃(burnout) 증세를 치료하기 위한 장기병가를 내곤 한다.

번아웃은 일반적으로 '계속 연장되거나 과도한 수준의 스트레스로 인해 정신적, 신체적으로 지친 상태'로 정의된다. 1996년 거딘, 에버리, 듀섹 연구진은 셀리에 박사의 탈진 단계를 세분화하여 다시 스트레스 각성단계, 에너지 보존단계, 마지막으로 탈진단계의 세 가지로 분류하였다.

대다수의 사람들은 스트레스 각성단계에 머물러 있다. 이때 우리는 가볍게 짜증을 내거나 평소보다 더 불안해하고, 고혈압이 오거나 수면 장애를 겪기도 한다. 종종 기억을 못 하거나 때로는 편두통에 시달릴 수도 있다. 보통 시간이 지나면 우리는 스스로 이 단계에서 회복할 수 있다.

하지만 일단 에너지 보존단계에 돌입하게 되면 상황은 훨씬 심각해진다. 우리는 스스로를 다른 사람들로부터 격리하기 시작하며, 더욱 짜증을 내고 직장에서 냉소적으로 변할 뿐만 아니라 스트레스를 술과 음식 등으로 해소하려고 한다. 탈진단계에 돌입하면 인간은 극도의 불안과 우울감에 시달리며, 심각한 성욕 감퇴와 만성피로 등으로 고통받으며 심각할 경우 자살충동까지도 올 수 있다.

현대 사회에 살고 있는 사람들 대부분은 언젠가는 탈진 상태를 겪을 수 있지만, 이들 중 더욱 극심한 탈진 상태를 겪는 두 종류의 집단이 있다. 첫 번째는 기업 임원들이며, 둘째는 운동선수들이다. 운동선수들이 탈진을 겪게 되면 우리는 이 상태를 오버트레이닝 신드롬(과잉훈련 증후군)이라고 부른다. 앞서 살펴본 탈진 상태에 빠진 임원들이 겪는 증상과 신체적 변화가 운동선수들에게서도 똑같이 발견된다. 탈진 상태로부터 회복하는 데에는 심각한 약물치료가 필요하고, 완벽히 회복하기 위해서는 개인에 따라 수개월이 소요되기도 한다.

앞서 살펴본 운동선수들의 방대한 경험으로 비추어 보아 사실 대다수의 운동선수들이 과도한 훈련으로 고통받는 것이 아니고 제대로 회복을 하지 못해 고통받는 것이라고 이야기할 수 있다. 회복에 대해서 훈련만큼 신경 쓰지 않는다면 결국 오버트레이닝 신드롬으로 이어진다.

지금까지 살펴본 사실들로부터 우리가 알 수 있는 점은 만성 스트레스와 탈진 그리고 이로 인해 발생하는 부정적인 현상들은 사전에 예방이 가능하고 또한 단점뿐만 아니라 장점까지도 가지고 있다는 것이다. 우리가 스트레스로부터의 확실한 회복에 대한 전략이 있다는 가정하에 말이다.

물론 오늘날 비즈니스 세계에서 스트레스 상황에 놓일 때마다 충분한 휴식을 가질 수 있을 거라 기대하기는 어렵다. 모든 작은 스트레스가 있을 때마다 휴식을 취하는 게 효과적이라 말할 수도 없다. 다만 앞서 배웠듯 적절한 회복은 우리를 주기적으로 발생하는 스트레스에 적응하게 할뿐더러 더 강하게 단련시키고, 반면 회복할 여유가 주어지지 않은 상태의 끊임없는 만성 스트레스는 우리를 극한의 상황으로 몰아넣을 수 있기 때문에 스트레스를 극복하고 잘 대응할 수 있는 적절한 방법들을 강구해야 한다. 효과적인 스트레스 관리는 조직의 성과를 끌어올리고 동시에 건강관리 비용 및 이직률을 감소시킬 수 있다.

만성 스트레스, 체중 증가 그리고 업무수행능력

앞서 2장에서 언급했듯이, 직장인들의 건강상태는 비만도의 증가와 함께 급격히 악화되고 있다. 비만과 스트레스에 관한 인구조사 자료들을 보면 우리는 그 둘 간의 강력한 상관관계를 확인할 수 있다. 체중 증가는 스트레스의 심각한 증상 중 하나이다. 더 심각한 것은 스트레스로 인한 체중 증가는 허리둘레를 늘릴 뿐만 아니라 업무생산성에까지 영향을 미친다는 것이다.

만성 스트레스는 만성 코티졸 분비로 이어지며 이는 탈진 단계에서 발견되는 유해한 현상이다. 하지만 코티졸의 영향은 비단 뇌에서 그치는 것이 아니다. 코티졸은 또한 우리가 배고플 때 체내에 포도당을 공급해주는 신진대사
반응을 촉진시킨다. 인류의 초기 진화과정에서 코티졸은 의심할 여지도 없이 식량부족, 배고픔 등에서 인류의 생명을 유지하게 도와주었다. 이러한 진화적 산물 덕분에 코티졸은 우리 몸이 단백질로부터 포도당을 생산해낼 수 있게끔 변화시켜 주었고, 이로 인해 인간은 장시간 동안 생존할 수 있게 되었다.
하지만 불행하게도 포도당을 생성하는 데 쓰이는 단백질은 근육으로부터 나오기 때문에 결국 근 손실을 유발한다. 근육량은 우리 몸의 대사 작용에 있어 자동차의 '엔진'과도 같은 역할을 하기 때문에 이는 곧 신진대사의 저하로 이어지고, 신진대사가 저하되면

적은 양의 에너지가 쓰이기 때문에 평상시와 같은 양을 먹더라도 더 쉽게 체지방이 늘게 된다. 피해는 여기서 그치지 않는다. 증가한 코티졸은 또한 간접적으로 간(肝)으로 하여금 섭취된 음식물을 모두 지방으로 변환시켜 체내에 축적하도록 유도하기 때문에 결국 체중 증가를 더욱 가속화시키게 된다.

대체적으로 스트레스로 인해 체중이 증가한 사람들은 허리 주변에 체지방의 대부분이 몰리는 경향을 보인다. 복부지방의 과다가 여타 다른 건강의 적신호와 함께 매우 위험한 경고라는 것은 널리 알려진 사실이다. 2013년 국제 비만학술지에 게재된 한 연구는 스트레스 테스트 이후 증가한 식욕이 코티졸 증가량과 직접적인 연관성이 있음을 보여줬다. 코티졸은 근육량을 줄여 기초 대사량을 낮출 뿐 아니라, 평소보다 더 많은 식사를 하게 해 결국 체지방 증가를 불러오는 역할을 한다는 것이다.

코티졸 외에 다른 주목할 만한 물질로 스트레스를 겪은 이후 부신에서 생산되는 신경펩티드 Y(Neuropeptide Y)가 있다. 신경펩티드 Y는 뇌의 시상하부에 도달하여 고당도 및 고지방 음식물을 갈구하게 만든다. 이러한 기작 뒤에 숨은 진화론에 의하면 우리가 천적으로부터 도망치거나 발버둥 칠 때 우리 몸과 뇌는 에너지를 요구하게 되며, 이에 반응해 뇌는 가능한 많은 에너지를 보충하는 데 집중한다고 한다. 따라서 우리 몸은 빠르게 혈류로 흡수될 수 있는 고칼로리 음식을 찾는다. 뿐만 아니라 만일의 경우를 대비해 에너지를 저장하기 위해 신경펩티드 Y는 지방세포로 침투하 지방량이 감소되는 것을 막는다.

좀 더 쉬운 말로 하자면 이 현상은 우리가 무언가를 스트레스로 인지한 이후에 나타나는 패스트푸드와 같은 정크 푸드에 대한 폭발적인 식욕 증가를 의미한다. 또한 이와 동시에 지방세포는 운동이나 건강식단과 같은 체중조절 활동에 격렬히 저항하게 되어 실로 매우 파괴적인 연쇄작용을 낳게 된다. 이 모든 요소들은 우리가 건강식을 섭취하거나 정기적으로 운동을 하지 않는 이상, 복합적으로 작용하여 체내의 신진대사활동을 저하시키고 지방을 보존하게 만들어 결국 체중 증가를 가져온다.

지난 수십 년간 비만과 뇌 건강 그리고 뇌 활동 간의 관계에 대한 방대한 양의 연구가 진행되었고, 그 결과는 상당히 경종을 울리는 것이었다. 지금까지 가장 큰 규모로 실행된 연구 프로젝트는 2012년 700명이 넘는 고도 비만 환자들을 대상으로 한 MRI 분석이었다. 그 결과 비만도와 두뇌활동 감퇴는 상당히 밀접한 연관이 있었다. 특히 고령층의 비만 환자들은 같은 연령대의 일반 성인들에 비해 두뇌활동 정도가 심각하게 감퇴되어 있었다. 이보다 젊은 연령층은 당장은 뚜렷한 두뇌활동 감퇴를 느끼지 못할 수도 있으나 수년에 걸쳐 점차 증가하는 체지방은 우리의 인지능력을 심각하게 떨어뜨릴 수 있다. 이는 분명 수많은 부정적 해석과 잠재적 악영향을 지니고 있으며, 기업의 관점에서는 젊은 연령대의 경쟁자들에 비해 우리의 업무수행 능력이 뒤떨어지는 것으로 비춰질 수 있다. 만약 당신이 훨씬 젊은 직장 후배보다 더 나은 성과를 내고 싶다면, 반드시 몸을 건강하게 유지해야 한다.

하지만 이 와중에도 희망적인 소식이 하나 있다. 스트레스로 인한 체지방 축적, 건강 및 인지능력에 미치는 악영향을 뒤집을 수 있다는 것이다. 예를 들어 지난 2년간 진행된 고도 비만 환자들에 관한 연구에 따르면, 초기에 두뇌활동의 감퇴를 보였던 환자들도 수술을 통해 지방을 절제하면서 뇌기능의 향상을 보였다. 체지방 과다 및 비만은 이와 같이 두뇌활동 및 잠재력을 떨어뜨리지만, 체중을 감량함으로써 뇌기능에 다시금 새로운 활기를 불어넣을 수 있다. 따라서 튼튼하고, 가볍고, 건강한 몸을 유지하는 것이 그 무엇보다 몸과 두뇌가 제 기능을 다하도록 해주는 최선의 방법이다.

중요한 것은 이 지식을 어떻게 활용하는가이다. 2002년 하버드 비즈니스 리뷰 게재 당시 혁신적인 반응을 불러 일으켰던 다이앤 쿠투의 '회복력은 어떻게 작용하는가'라는 기고문은 회복력을 '역경에 부딪혔다가 회복하는 능력'이라고 묘사하며 회복력이 강한 사람들이 다음과 같이 세 가지 특성이 있다고 주장했다. '확고한 현실감각', '삶은 의미 있는 것이라는 가치관에 기반한 깊은 믿음' 그리고 '뛰어난 위기대응 능력'이 그 세 가지이다.

쿠투는 많은 사람들이 역경 앞에 굴복하곤 하지만 어떤 사람들은 굉장한 임기응변을 발휘하여 상황에 적절하게 대처하고 결국 위기 위에 우뚝 선다고 말했다. 이와 같이 회복력이 강한 사람들은 세상과 역경을 보는 독특한 시선을 가지고 있으며, 이는 결과적으로 남들이 모두 실패하는 일에서 홀로 성공을 일구어 내게 만든다.

고대 그리스 철학자인 에픽테투스는 "인간은 사건 자체가 아니라, 사건에 대한 자신의 해석에 의해 움직인다."라고 말했다. 무려 2,000년 전부터 인류는 많은 사람들이 현실을 수용하는 데 있어 혼란을 겪는다는 것을 알고 있었다. 두 사람이 같은 사건을 목격한다 하더라도, 같은 것을 느끼지는 않는다. 많은 경우 같은 현상을 바라보고 있다고 하더라도, 옆 사람과 같은 것을 '본다고' 말할 수는 없다. 그렇다면 우리가 본다는 것은 과연 눈으로 보는 것일까, 아니면 뇌로 보는 것일까?

뇌 과학에서 말하는 인지란 '뇌가 감각을 수용하는 주관적 해석'을 의미한다. 다시 말해, 우리가 보는 것은 눈으로 전해 들어온 시각정보를 뇌가 해석한 것이라는 뜻이다. 그리고 이 해석은 우리의 유전형질과 기억, 상상력 등으로부터 막대한 영향을 받으며, 종종 현실과는 동떨어진 관점을 낳는다.

어떤 사람들은 세상을 그리고 세상에서 벌어지는 일들에 대해 부정적으로 편향된 시선에서 바라보는 반면, 또 다른 사람들은 같은 세상을 보다 긍정적인 시각으로 바라본다. 마치 물이 반 정도 차 있는 유리잔을 보면서 혹자는 물이 반밖에 없다고 생각하고, 혹자는 물이 반이나 있다고 생각하듯이 말이다. 따라서 사업과 리더십의 측면에서, 현실 직시라는 것은 곧 우리 뇌가 세상을 바라보는 시선이 어느 쪽에 편향되어 있는지에 지대한 영향을 받는다. 불행히도, 많은 사람들이 유리잔에 물이 반이나 차 있다고 생각하기보다는 반밖에 남아 있지 않다고 보곤 한다.

진화론적 관점에서 봤을 땐, 세상을 부정적인 시선으로 보아야 천적과 위협으로부터 살아남을 확률이 높아지기 때문에 이는 사실 자연스러운 진화적 산물이다. 우리가 지금으로부터 약 십만 년 전의 지구에 살고 있다고 상상해 보자. 부족민들과 함께 먹을 것을 찾아 사바나의 초원을 거닐던 당신은 수풀 속에서 바스락거리는 소리를 들었다. 이때, 아마 부족민들의 일부는 "아마도 우리 친구 행크일 거야."라고 생각할 수도 있고, 나머지는 사자의 발소리라고 생각할 수도 있다. 후자는 젖 먹던 힘까지 다해 근처의 나무 위로 몸을 피한 후, 행크의 친구들이 사자에게 잡아먹히는 것을 구경할 것이다.

진화심리학 분야에서는, 사자를 떠올리기 전에 친구 행크를 먼저 떠올린 그 무리가 자연선택설에 의해 멸종되었다고 보고 있다. 이는 세상을 긍정적이기보다는 부정적으로 인지하는 경향이 있는 사람들의 번창을 가져왔다. 뇌 과학 연구에 의해 이제는 사실로 입증된 이 이론은 인간의 두뇌가 정보를 부정적으로 바라보는 쪽에 편향되어 있다고 말한다. 우리는 좋은 것을 보기 전에 나쁜 것부터 보도록 설계된 것이다. 위협으로부터 도피함으로써 살아남는 것이 행복함을 느끼는 것보다 더 중요했기 때문이다.

  연구진들은 투쟁-도피 반응과 같은 생존본능을 눌러버리는 것이 생존에 도움이 되지 않기 때문에, 부정적인 스트레스 요인에서 야기된 부정적인 감정을 눌러버리는 데는 엄청나게 많은 에너지가 소비된다고 밝혔다. 앞서 설명했듯 사자를 만났을 때 나오는 투쟁-도피 반응은 당연한 것이지만, 불행히도 이 반응은 쿨같은 직장상사나 몹시 화난 고객들, 심지어는 친구가 던진 시시콜콜한 말에도 반응하여 튀어나올 수가 있다.

  이제 우리는 인간이 부정적으로 보는 경향을 가지도록 설계되었을 뿐만 아니라, 이런 부정적 성향을 극복하는 것 역시 매우 어렵다는 것을 알게 되었다. 그리고 '물이 반밖에 없네.'라는 시각으로 세상을 바라보는 성향은, 다이앤 쿠투가 말한 '확고한 현실 감각'을 갖는 데 막대한 영향을 미친다. 그럼에도 불구하고 직장 내에서 자신과 동료들의 성과를 높이고 싶다면, 우리는 이런 부정적으로 편향된 시선을 뒤집어엎을 수 있게끔 뇌를 재정비해야 한다. 이 연구는 이것이 비록 매우 힘든 일일지라도 노력할 만한 충분한 가치가 있다고 설명했다.

  에비앙 고든 박사는 부정적 편향에 대한 놀라운 연구결과를 발표했다. 그는 우리가 칭찬보다 부정적 평가에 무려 다섯 배나 강하게 반응한다는 것을 발견했다. 존 가튼 박사에 의해 무려 35년 동안 진행된 연구는, 행복한 결혼생활에 있어 긍정적인 말 대 부정적인 말의 비율(Positive to Negative Remarks: PNR)이 5:1임을 밝혀냈다.

가튼 박사는 이를 가리켜 '마법의 비율'이라 부르며, 부부간에 비판적인 말 한 마디당 다섯 번의 칭찬을 해야 한다고 말했다.

에밀리 히피와 마샬 로사다는 기업에서 이와 비슷한 연구를 실시하였고, 높은 PNR을 보이는 리더십 팀이 낮은 PNR을 보인 팀보다 높은 성과를 보여준다는 것을 보여주었다. 리더십의 관점에서 본다면 이것은 곧 칭찬과 격려 같은 긍정적 반응들로 둘러싸인 환경에서 일하는 사람의 뇌가 더욱 활발히 움직이며 이것이 두뇌의 본능적인 부정편향을 상쇄할 수 있다는 것을 의미한다.

따라서 진화과정에서 자연스럽게 형성된 부정편향성에도 불구하고, 물이 반이나 차 있다고 볼 줄 아는 긍정적인 사람들은 위기를 부정적인 것으로 보기보다는 긍정적 도전으로서 바라보며, 남들이 이뤄내지 못하는 성공과 인내를 일궈 낼 수 있다. 역경을 긍정적 도전으로서 바라보는 자세는 우리가 확고한 현실감각을 가지고 위기에 대처할 수 있게 해주며, 우리의 행동이 의미 있는 것이라는 생각과 함께 위기에 대처하는 충분한 임기응변능력을 키울 수 있도록 해준다. 그리고 2002년에 쿠투가 설명했듯, 이것은 우리의 회복력을 강하게 만든다.

1990년대에 쥐와 원숭이로부터 시작하여 이후 사람에게까지 이어진 연구들은, 역경을 긍정적 도전으로 보는 시각이 뇌 활동을 촉진시킬 뿐만 아니라 뇌를 성장시킨다는 것을 거듭하여 확인했다. 1997년 이 분야에 한 획을 그었던 연구에서 랜디 누도 박사와 그의 연구진은 두 무리의 원숭이를 관찰했다. 한 무리는 아무런 노력 없이도 식량이 제공되었고, 다른 무리는 식량을 구하기 의해서 엄청난 노력을 해야만 했고 또 이렇게 구한 식량을 지키기 위해서 최대한으로 운동신경을 발휘해야 했다.

연구진들은 이 두 무리 원숭이들의 뇌를 MRI 촬영해보았고 그 결과 식량을 얻기 위해 고군분투해야 했던 원숭이들의 뇌에서, 식량을 얻는 과정에서 습득한 새로운 기술들에 관련된 부가적인 뇌세포들이 생성되어 있는 것을 발견했다. 식량이 쉽게 주어진 원숭이들에게서는 그 어떠한 뇌세포의 성장도 발견할 수 없었다. 이 연구의 결론은 "도전은 뇌를 성장시킨다. 쉽게 얻는 것엔 성장이 없다."는 것이었다.

지금까지 살펴본 스트레스의 작용은 수수께끼와도 같다. 스트레스로부터 완벽하게 회복할 기회가 충분히 있고 스트레스를 보다 긍정적 자극으로 바라보는 자세를 가지고 있을 때 스트레스는 우리 뇌에 긍정적인 영향을 미친다는 것을 알게 되었다. 반면, 충분히 회복되지 못한 채 끊임없이 밀려오는 만성 스트레스는 몸과 두뇌에 심각한 손상을 입힌다는 것도 배웠다. 뇌세프를 죽이고, 파괴적인 행동을 유발하거나, 체지방 증가 또는 만성질환에 취약하게 만드는 것이 그 예이다.

어떠한 사건을 부정적으로 바라보는 유전적 성향은 우리가 만성적으로 스트레스를 받을 확률을 무려 다섯 배나 증가시킨다. 이는 업무생산성을 향상시키고, 스트레스를 부정적인 것으로 보지 않고, 회복능력을 극대화하기 위해서는 엄청난 노력을 들여야 함을 의미한다. 다행히도 규칙적인 운동과 충분한 영양 섭취는 직장과 일상생활에서 스트레스에 대한 우리의 저항력을 현저히 향상시켜 줄 수 있다. 다음 장에서는 그러한 과정이 어떻게 일어나는지 자세히 알아보고, 회복력을 키워주는 운동과 영양섭취 방법에 대해서 논의할 것이다.

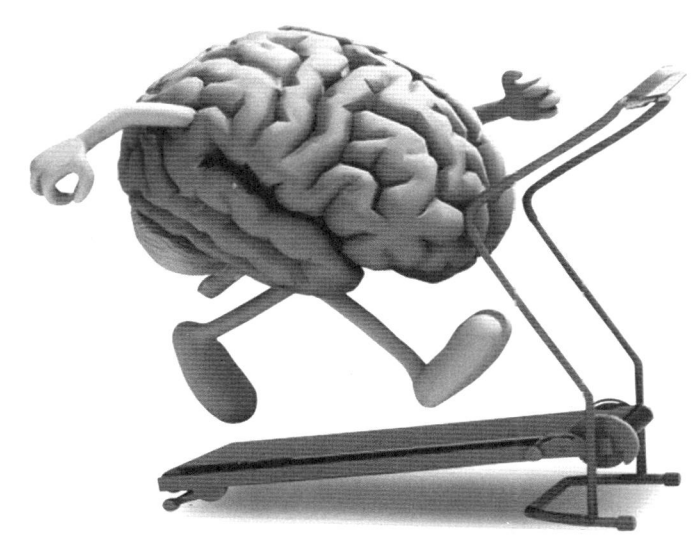

제4장

스트레스 회복력을 높이는 전략

"인생에 있어 어느 정도의 스트레스는 좋다고 생각한다.
끊임없이 노력하는 데서 오는 긍정적 스트레스,
이것은 당신을 나아가게 하는 원동력이 된다."
– 안토니 홉킨스 –

운동과 영양이 신체에 주는 혜택에 대해선 잘 알려져 있지만 운동과 영양의 심리적 혜택에 대해선, 특히 스트레스에 대한 회복력을 길러주는 역할에 대해서는 주목받지 못하는 경향이 있다. 그러나 정신력을 향상시키는 데 관심이 있는 사람이라면, 운동과 영양이 주는 심리적인 부분과 회복력을 길러주는 효과를 간과해서는 안 된다.

운동과 스트레스 회복력

운동은 다양한 방법으로 스트레스에 대한 회복력을 길러 준다. 첫째로, 운동은 스트레스를 받은 뇌에 에너지 배출구 기능을 한다. 진화 과정에서 인간은 늘 먹이를 쫓거나 적에게서 도망쳐야 했고, 때문에 인간이 겪는 스트레스에는 항상 신체적 요소가 있었다. 그러한 스트레스 상황에서 요구된 신체적 활동은 스트레스 호르몬을 효율적으로 태울 수 있도록 하였다.

오늘날의 스트레스 상황은 예전처럼 신체적 반응을 반드시 요구하지는 않는다. 그렇기 때문에 스트레스에 노출된 지 한참 후에도 이를 태워 버릴 신체적 배출구가 없어 우리 몸과 뇌에 과도한 양의 코티졸과 아드레날린을 축적시킨다.

숨이 차 헐떡거릴 정도의 운동을 하는 것은 과거 인류가 스트레스를 푸는 것을 도왔던 신체적 활동과 비슷하다. 그것은 뇌와 신체의 스트레스 호르몬을 대사시켜 장기적인 스트레스 축적으로 인한 부정적 영향을 최소화시킨다. 이러한 이유로 우울증, 불안감, 혹은 스트레스로 고통받는 사람들은 운동으로부터 어느 정도 즉각적인 효과를 느낀다.

또 다른 이유는 운동을 하는 동안 뇌가 '엔도카나비노이드'라고 하는 강력한 항우울성분을 만들기 때문이다. 더욱이 그것은 운동의 이점으로 잘 알려진 뇌 화학 물질인 엔도르핀을 만든다. 엔도르핀은 모르핀 같은 강력한 진통제이며 기분상승제이다. 이 놀라운 영향들의 복합적인 결과로 사람은 더 침착해지고, 긍정적인 표정을 갖게 되고, 에너지가 높아지고, 코티졸 수치가 낮아진다. 낮아진 코티졸은 스트레스로 인한 체중 증가를 멈추거나 체중을 줄이는 데 도움을 준다.

운동의 이점은 이뿐만이 아니다. 전에 언급했듯이, 극심한 스트레스 이후에 적당한 회복은 스트레스 받기 이전보다 더 강해지기 위해 세포조직이 재생산되는 초과회복의 상태를 만든다. 하지만 만성적 스트레스는 뇌의 뉴런 손실과 함께 세포조직의 붕괴를 일으킨다.

운동은 사실 어떻게 보면 극심한 스트레스의 형태이다. 운동에 대한 반응으로 우리의 신체와 뇌는 세포조직의 성장을 촉진하는 성장인자라고 불리는 단백질을 다량 생산한다. 운동할 때, 특히 근육이 수축할 때 근육은 BDNF(Brain Derived Neutrophic Factor)라고 하는 성장인자를 만드는데, 이 성장인자는 뇌로 들어가 학습과 기억에 연관된 영역에서 새로운 뇌 세포의 성장을 촉진한다.

최근에는 또 다른 단백질이 운동을 통해 뇌 세포 성장을 자극하는 것으로 발견되었다. '노긴'이라고 하는 이 단백질은 운동하지 않을 때에는 숨어 있는 뉴런 줄기 세포를 활성화시킴으로써 신경 생성을 촉진한다.

최근까지 뇌의 뇌세포와 척추는 재생될 수 없다고 믿어졌다. 하지만 BDNF나 노긴과 같은 뇌 세포 촉진물질의 존재를 발견함에 따라서 기존의 오래된 믿음은 우리의 뇌가 이전에 생각했던 것보다 더 많은 것을 할 수 있다는 새로운 사고방식으로 대체되었다. 이러한 발견은 혁신적인 연구에 불을 붙였고, 의학, 교육 그리고 리더십 분야에 걸쳐 혁신적인 적용이 가능한 무한한 가능성의 세계로 문을 열었다.

스트레스 회복력을 높이는 운동 전략

BDNF와 같은 성장인자를 만드는 신체적인 활동은, 땀 흘리고 숨차 헐떡거리게 하는 종류의 운동이다. 연구 결과에 따르면 일주일에 두세 번의 지구력 운동은 BDNF에 긍정적인 영향을 미치고, 근육을 수축하고 힘을 강화하는 지구력 운동 역시 그런 영향을 미친다고 한다. 근력 운동은 또한 심박동 수를 높인다. 연구에 따르면 근력 강화 운동은 지구력 운동과 마찬가지로 심혈관에 이익을 준다고 밝혀졌다. 심박동 수를 높이는 근력운동은 그렇기 때문에 회복력이 강한 뇌를 만드는 효율적인 방법이다.

짧은 휴식시간과 함께 속도와 강도가 다른 활동을 교차시켜 가며 하는 운동인 인터벌 트레이닝은 회복력을 기르는 생리적 효과를 얻을 수 있는 좋은 방법이다. 몇 분간 숨차 헐떡거릴 정도의 운동을 하고 회복할 수 있는 짧은 휴식을 가진 뒤 다시 몇 븐간 숨 차는 운동을 하고 회복시간을 갖는 방식을 반복한다.

이러한 종류의 인터벌 운동은 실제로 과거 인류의 신체적 운동과 비슷하다. 숨차게 하는 운동 형태 외에도 근력 운동은 근육뿐 아니라 앉아 있는 생활 방식 때문에 잃어갔던 중요한 운동 패턴을 재활성화한다. 오늘날의 생활 방식은 신체를 덜 움직이게 만들고 오래 앉아 있는 것에 익숙하게 바뀌었다. 근육과 뉴런은 더 이상 튼튼할 필요가 없기 때문에 약해졌다.

동작 효율화 훈련(Movement Efficiency Training)

몇 년 전, 나는 동작 효율화 훈련(MET)이라 불리는 운동법을 개발했다. 이는 신체의 자연스러운 움직임 패턴을 증진시키고 그에 따라 과거의 인류와 같이 역동적으로 움직일 수 있게 하는 운동의 형태이다. 이 프로그램은 지난 몇 년간 상당히 발전하였고 현재 개인 트레이너, 체육 교사들 그리고 물리치료사들에게 인기 있으면서 세계적으로 인정받는 운동법이 되었다.

기업 임원들과 함께 일을 하면서, 이러한 자연스러운 움직임을 권장하는 운동이 회복력 또한 발달시킨다는 것을 발견했다. 이 운동 프로그램의 강점은 복잡함이 아닌 단순함에 있다. MET에는 반복적으로 실행되며 간단한 체중을 이용한 동작 6가지가 있는데 이는 고도로 효율적이고 완전한 순환식 훈련법이다. 이 순환식 훈련법은 어떠한 운동 기구도 필요로 하지 않는다. 아무 곳에서나 운동을 할 수 있다는 것이다. 빡빡한 출장 일정 중 호텔 방에서도 가능하다. 이 6가지 동작을 자세히 살펴보자.

1. 푸시업(Push up)

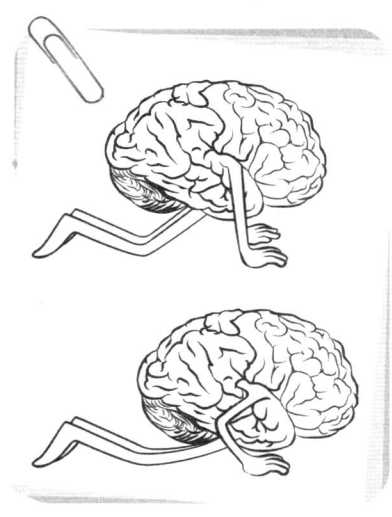

미는 동작은 일상생활에서 문을 여닫고, 넘어질 때 바닥을 짚는 등 많은 움직임에 필요한 기본적인 운동 패턴이다. 제대로 된 푸시업을 할 수 있는 능력은 근력을 길러주는 것뿐 아니라 노화 과정 속에서 우리의 삶에 몇 년을 보태줄 수 있다. 예를 들자면 노인에게 장애를 초래한 부상 대부분은 넘어질 때의 부상이다. 한 연구 결과는 넘어지면서 부러진 엉덩이뼈나 손목이 65세 이상 노인들의 죽음을 앞당길 수 있다고 밝혔다.

4. 스트레스 회복력을 높이는 전략

방법

먼저 배를 깔고 엎드린다. 푸시업 준비 자세로 두 손을 어깨 넓이로 벌려 바닥에 댄다. 숨을 크게 들이쉰다. 숨을 다 들이쉰 후 내쉬면서 푸시업 자세로 몸을 바닥에서 밀어낸다. 몸이 다 올라왔을 때 다시 숨을 들이쉬면서 몸을 천천히 바닥 쪽으로 평평하게 내린다.

초급동작

완전히 몸을 들어 올릴 힘이 없다면, 조금 쉬운 동작으로 바꾼다. 초보자를 위한 수정된 푸시업 동작은 완전한 플랭크 자세보다는 무릎을 꿇고 하는 푸시업이다. 뒤꿈치가 등을 향하게 무릎을 구부리고, 무릎부터 할 수 있는 데까지만 푸시업한다.

고급동작

두 손으로 하는 푸시업이 너무 쉽게 느껴진다면, 오른팔과 왼팔에 차례로 체중을 더 싣는 방법으로 도전할 수도 있다. 이러한 방법으로 한 팔만으로도 푸시업을 할 수 있는 날까지 당신은 양쪽 팔에 각각 근력을 키울 수 있다.

2. 스쿼트(Squats)

일상에서 자주 사용하는 또 다른 기본적 동작은 스쿼트이다. 매일 하는 스쿼트 동작으로는 의자에서 앉았다 일어나기, 변기에 앉기, 무거운 가방 들기 등이 있다. 다리는 우리 몸의 기둥이고, 모든 훌륭한 구조물은 튼튼한 기반을 요구한다. 앞서 언급했듯 만성적 스트레스는 근육 손상을 야기하고 다리를 포함하여 심장에서 먼 부위부터 약화시킨다.

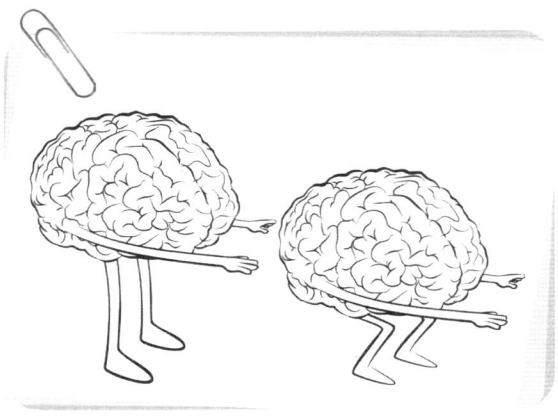

운동 요법으로 하는 스쿼트는 스트레스로 인한 근육 손상을 최소화한다. 또한 신체에서 다리 근육은 많은 비중을 차지하기 때문에, 스쿼트를 하는 도중 근육은 많은 양의 산소를 필요로 하고 이는 심박수의 증가를 가져와 심혈관계에 도움이 된다. 운동 요법으로 스쿼트를 하는 것은 BDNF, 또는 회복력 기르기와 같은 성장요소들을 키우는 데 필수적이다.

방법

무릎 높이의 의자, 침대 또는 벤치 앞에서 등을 지고 선다. 팔은

앞쪽으로 쭉 편 상태로, 천천히 엉덩이를 뒤로 빼고 무릎을 구부려 몸을 낮추면서 의자에 앉는다. 이때 숨을 깊게 들이쉰다. 앉은 후 척추가 곧게 펴지도록 시선을 약간 위쪽에 두고 상체를 앞으로 기울인다. 뒤꿈치에 체중을 싣고 숨을 내쉬며 힘 있게 일어선다. 완전히 섰을 때 다리 근육과 엉덩이에 최대한 힘을 주어 뇌가 다리근육을 충분히 활성화시키게 한다. 이 동작에 익숙해지면 의자를 없애고 의자가 있다고 상상하며 같은 동작을 한다.

초급동작

손을 이용하지 않고 일어나는 데 어려움을 느낀다면, 손을 다리 또는 앞에 있는 딱딱한 물체 위에 얹는다. 동작을 하며 손 없이도 스쿼트 자세를 할 수 있을 때까지 점차적으로 손을 이용하는 것을 줄여 나간다.

고급동작

한쪽 발을 바닥에서 들고 한쪽 다리로만 앉았다 일어선다. 처음에는 올린 다리를 구부린 상태에서 하다가, 더 익숙해지면 다리를 앞으로 쭉 편 상태에서 앉았다 일어난다. 한 다리로 완벽하게 할 수 있게 되면 의자 없이 같은 동작을 반복한다.

3. 풀링(Pulling: 당기기)

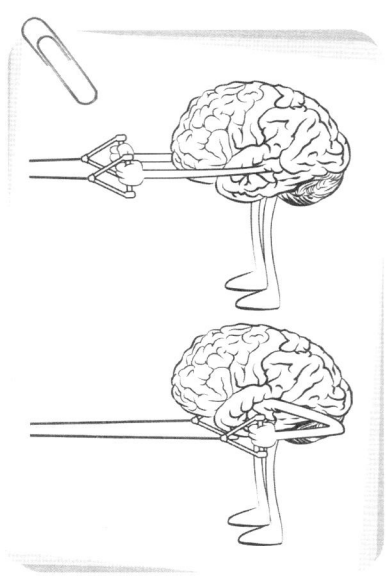

풀링 또한 일상생활에서 필수적인 동작이다. 활동적인 강아지를 데리고 산책을 하거나, 무거운 문을 당겨서 여는 것이 생활 속 풀링의 예이다. 더 중요한 것은 자세의 유지에 관여하는 자세근육의 활성화이다. 앉은 자세로 하루의 대부분을 보내는 많은 직장인들의 몸은 시간이 지날수록 어깨를 앞으로 숙이고 허리를 구부리는 반복적인 자세에 적응하게 된다. 이렇게 구부린 자세는 허리와 어깨의 자세근육을 약화시켜 허리에 문제를 일으킨다. 굽은 자세는 또한 횡격막과 폐를 눌러서 산소 유입을 제한하고, 이는 뇌로 유입되는 산소의 양을 줄여서 업무효율 감소를 야기한다.

방법

팔을 앞으로 쭉 편 상태에서 똑바로 서거나 척추를 곧게 펴고 앉는다. 팔을 편 상태로 숨을 깊게 들이쉬며 팔꿈치를 굽히지 않고 줄을 잡고 올라가는 상상을 한다. 귀로부터 어깨를 최대한 멀리 내리고 양 어깻죽지에 팽팽하게 힘을 준다. 어깻죽지에 힘을 주는 동안, 목부터 엉덩이에 이르는 모든 등 조직에 힘을 준다. 뇌의 모든 신경세포가 등에 있는 근육을 모두 활성화시킨다는 느낌이 들 때까지 최대한 힘을 준다. 모든 등 근육이 활성화되면, 팔꿈치를 구부려 손바닥이 가장 아래 갈비뼈에 닿을 수 있을 때까지 팔꿈치를 몸 뒤쪽으로 당긴다. 이때 깊이 숨을 들이쉰다. 손을 시작 위치로 다시 가져다 놓으며 숨을 깊게 내쉰다.

초급동작

팔 굽히는 자세를 빼고 해본다. 팔을 곧게 편 자세를 유지하고, 등 근육에 힘을 주는 연습에 집중한다. 구부정한 자세로 오랜 시간을 보내온 많은 직장인들은 이 근육들이 매우 약해졌을 것이고, 뇌가 이러한 자세근육들을 완전히 활성화시키기까지 조금 시간이 걸릴 것이다.

고급동작

탄력밴드를 가지고 동작을 해본다. 양손에 각각 밴드의 끝을 쥐고, 문고리에 밴드의 중앙 부분을 건 후, 밴드에 상당한 팽팽함이 느껴질 때까지 한 걸음씩 뒤로 물러선다. 밴드가 팽팽해졌을 때 풀링 동작을 실시한다. 뒤로 물러날수록 운동의 강도가 높아지고, 앞으로 가까워질수록 강도는 낮아진다. 다른 방법으로는 두 팔을 머리 위로 뻗은 다음, 마치 머리 위에 있는 물체를 어깨 쪽으로 당겨 내린다는 느낌으로 같은 동작을 한다.

4. 런지(Lunge)

런지는 또 다른 필수적인 동작으로 힘들이지 않고 걸어 다니고, 계단을 오를 수 있도록 해준다. 운동요법에 런지 동작을 추가하는 것은 너무 오래 앉아 있음으로 인해 생기는 부작용들을 최소화하는 데 도움이 된다. '예방의학 아메리칸 저널'이 최근 발표한 기사에 따르면 하루 8시간 이상 앉아서 생활하는 것은 심혈관 질환과 암 발병 가능성을 높이는 것으로 밝혀졌다. 규칙적으로 움직일 때 세포조직은 얇고 유연해지며 이러한 세포조직은 우리를 역동적으로 움직일 수 있게 한다. 하지만 주로 앉아 있으면 이 조직들은 점점 두꺼워진다. 시간이 지나면서 지나치게 두꺼워진 이 조직들은 경직되어 자유롭게 움직이는 것을 어렵게 만든다.

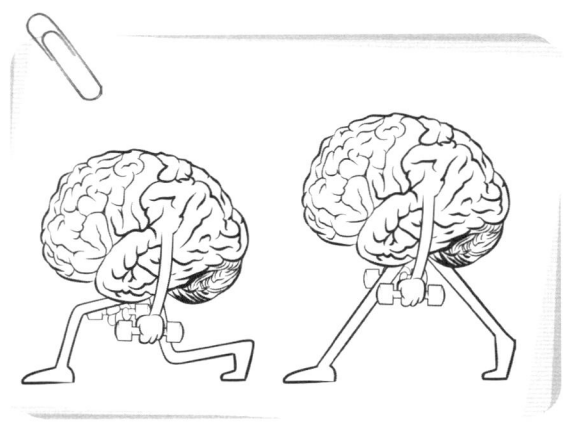

하루에 많은 시간을 앉아서 보냈을 때 몸에는 어떤 변화가 일어날까? 다리, 엉덩이 그리고 등 아래쪽 조직들이 이에 대한 적응

반응으로 두꺼워지고 그 결과로 만성적인 요통과 경부통의 발생을 높여 잦은 두통과 어깨 근육 긴장을 초래한다. 다행인 것은 슐립 박사의 연구에 의하면 다시 움직일 경우 연결성 조직이 풀어져서 원래의 유연한 형태로 돌아가게 해 준다는 것이다. 런지는 엉덩이, 다리 그리고 등 아래쪽의 조직들이 풀어지도록 돕는 운동방법 중 하나다.

방법

두 발로 똑바로 선 다음 균형을 잡기 위해 두 팔을 양쪽으로 내린다. 천천히 오른발을 뒤로 빼서 오른쪽 무릎이 바닥에 닿도록 한다. 왼쪽 다리는 앞쪽을 향해 굽힌다. 이때 상체를 똑바로 세워 척추를 곧게 펴고, 오른쪽 무릎이 엉덩이 바로 아래 위치하게 한다. 양쪽 무릎의 각도는 90도가 되게 한다. 바닥이 너무 딱딱해서 무릎에 무리가 가면 무릎 아래 베개나 수건, 요가매트 등을 깐다. 균형을 유지하며 숨을 깊게 내쉬고, 체중을 왼발에 실으며 상체를 꼿꼿이 유지한 채 오른쪽 무릎을 들어 올린다. 가장 높이 올라왔다 생각되면 뇌가 왼쪽 다리근육을 완전히 활성화시킬 수 있도록 왼쪽 다리와 허벅지에 2초간 강하게 힘을 준다. 이 동작이 끝나면 다시 천천히 오른쪽 무릎을 바닥에 닿게 내린다. 같은 동작을 반복한다.

초급동작

균형을 잡는 것이 어렵다면 의자나 탁자를 잡고 한다.

고급동작

오른발을 왼발 옆에 가져오는 동작 대신 큰 발걸음을 딛는 것처럼 오른쪽 무릎을 들어 올려 2초간 균형을 잡은 다음 오른쪽 무릎이 바닥에 닿도록 다시 뒤쪽으로 내딛는다. 왼쪽 다리로 체중을 옮기며 오른쪽 무릎을 들어올려 2초간 균형을 잡는 동작을 반복한다. 모든 동작이 완벽하게 소화되면, 양손에 아령을 들어 저항을 더해본다. 다리를 바꾸어 반대쪽으로도 실시한다.

5. 머리 위로 들기(Lifting Overhead)

당기기와 마찬가지로 물건을 머리 위로 들어 올리는 능력은 너무 오래 앉아 있는 생활방식 때문에 도태되어 왔다. 가슴을 들어올리고 머리 위로 팔을 뻗는 운동은 위쪽 척추가 본래 상태로 돌아가는 것을 도와준다.

방법

등 뒤에 벽이나 문을 두고 선다. 팔을 좌우로 벌리고 팔꿈치를 90도로 구부려 어깨 높이로 올린다. 팔꿈치를 어깨 높이로 유지한 채 팔을 내려 손바닥이 벽 쪽을 향하고 손가락이 바닥을 가리키게 한다. 등과 다리가 벽에 닿지 않도록 하고 팔꿈치만 벽에 붙인다. 이 자세에서 팔꿈치는 벽에 닿게 유지한 채 양손을 들어 올려 손등이 벽에 닿도록 한다. 이때 팔꿈치가 어깨 높이보다 내려가지 않도록 한다. 이 자세를 몇 초간 유지한 후 처음 자세로 돌아간다.

팔을 들어 올릴 때 어깨가 귀 쪽으로 올라가지 않고 편안한 상태를
유지하도록 한다.

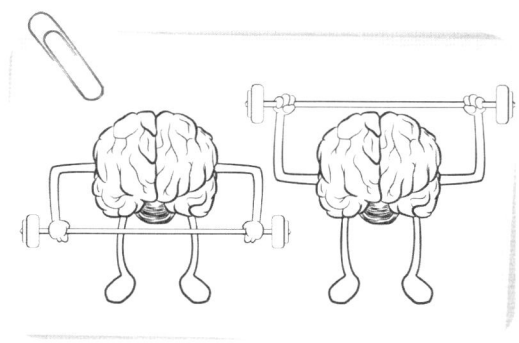

초급동작

양팔을 동시에 하는 게 어렵다면, 한 팔씩 따로 한다.

고급동작

손이 가장 높은 곳까지 갔을 때, 팔이 완전히 머리 위로 뻗어 올
라갈 때까지 밀어 올린다. 벽에서 한 발자국 물러나 양손에 아령이
나 역기를 들고 시도해 본다.

6. 플랭크(Plank)

마지막으로 필수적인 동작은 사실 동작이 아니라 정적인 자세
다. 플랭크는 코어(몸 전체의 중심을 잡아주는 부위. 허리, 복근, 엉덩이 부분
의 근육)의 힘과 지구력을 평가하기 위해 체력 검사에서 널리 사용

된다. 많은 연구결과들이 강하고 효과적으로 작동하는 코어근육을 갖는 것이 우리의 움직임에 필수적이라고 강조한다. 불행하게도 너무 많이 앉아 있음으로 해서 생기는 또 다른 결과는 코어근육이 약해진다는 것이다. 이 근육들이 우리가 움직일 때 제대로 작동하지 않아 등에 문제가 생기거나 부상으로 이어진다. 그렇기 때문에 코어를 단련하는 것은 어떠한 훈련프로그램에서도 필수적이다.

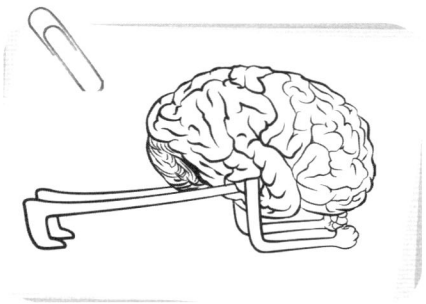

방법

플랭크 운동은 지구력 훈련에 많이 쓰이지만, 정적인 플랭크 자세로 몸을 지탱하는 동작은 코어근육을 강화하는 데도 매우 효과적이다. 팔꿈치를 어깨 아래 바닥에 대고 얼굴을 바닥으로 향한다. 무릎은 바닥에 댄 채 상체와 엉덩이를 들어 올린다. 숨을 깊이 들이마시고 바닥에서 무릎을 들어 올려 4초간 자세를 유지한다. 이 자세를 할 때, 뇌가 코어근육을 활성화할 수 있도록 복부, 옆구리, 아래쪽 등, 다리, 엉덩이 근육에 최대한 힘을 준다. 근육을 더 태우기 위해 4초간 힘의 강도를 높여 간다. 다음엔 무릎을 2초간 바닥에 내려놓아 휴식을 가진 후 다시 4초간 플랭크, 2초간의 휴식을 반복한다. 모든 과정에서 최대한 힘을 주어 코어근육, 즉 다리, 엉덩이 근육을 자극한다.

초급동작
무릎을 바닥에 둔 채 힘을 주어 근육을 압박한다.

고급동작
4초간 압박동작을 할 때 오른쪽 팔을 바닥에서 들어 앞쪽으로 쭉 편다. 이때 몸통을 움직이지 말고 수평을 유지한다. 다음 동작에서는 왼팔을 들어 올린다. 전 과정에서 팔을 바닥에서 들어 올릴 때 같은 압박 강도를 유지한다. 이 동작이 편안하게 된다면, 이번에는 오른쪽 팔과 왼쪽 다리를 4초간 든다. 몸통의 수평을 유지하고, 압박의 강도는 일정하게 하면서 반대쪽 팔과 다리로 바꿔가며 실시한다.

7. 반복
올바른 자세를 취하면서 앞의 6가지 운동을 편안하게 할 수 있게 되었다면, 전신 순환운동이 가능하다. 앞에 나온 순서대로 각각의 운동을 12~15번 정도 반복한다. 6가지 운동을 12~15번 반복하는 한 세트를 마치는 데 8~10분을 넘지 않을 것이다. 회복력이 향상됨에 따라, 3세트를 휴식 없이 끝낼 수 있을 때까지 세트

수를 늘려간다.

스트레스를 이겨내는 영양과 회복력

아마도 회복력의 요소들 중 가장 과소평가되는 요소는 영양일 것이다. 운동선수가 강한 몸을 만들기 위해 고영양의 균형 잡힌 식단을 필요로 하는 것처럼, 직장인들도 강하고 회복력이 뛰어난 뇌를 만들기 위해 건강한 식생활을 필요로 한다. 특히 격렬한 운동 후엔 세포조직을 재생산하기 위해 필수 영양소들을 필요로 한다. 필수 영양소가 없이는 운동과 같은 극심한 신체상 스트레스 후 초과회복을 하는 것이 불가능하다.

만성적 스트레스는 코티졸을 과도하게 분비해 염증성 단백질 생성을 촉진하는데, 이는 몸을 황폐화시키고 뇌세포를 죽인다. 건강한 식생활은 이러한 염증성 단백질의 부작용을 최소화하고 조직을 재건하는 성장 인자들의 생산을 촉진시킨다.

균형 잡힌 식단은 또한 뇌가 제 기능을 하는 데 필요한 에너지와 영양소를 공급한다. 운동할 때 사용되는 근육이 에너지를 필요로 하는 것처럼, 뇌도 제대로 기능하기 위해 에너지와 영양소의 지속적인 공급을 필요로 한다. 영양소가 부족하면 뇌의 처리 속도는 느려지고, 정상적으로 작동할 수 있는 힘을 점차 잃어버린다. 그 결과로, 간단한 작업들에 더 많은 노력이 요구되고, 더 많은 에너지의 손실과 고갈 그리고 완전한 소진으로까지 이어지게 된다.

이와 같은 이유로, 영양은 업무 수행 능력을 최대치로 끌어올리고 싶어 하는 모든 직장인들에게 필수적인 도구이다. 이번 장에서는 어떻게 영양 전략을 활용할 것인지에 대해 알아보겠다.

회복력 향상을 위한 영양 전략

음식은 건강하고 회복력이 뛰어난 뇌와 몸을 만드는 데에 있어서 운동만큼 중요하다. 또한 건강한 음식을 잘 공급받는 것은 당신의 건강한 운동 계획을 유지하는 데에도 도움이 된다. 인체 영양에 대해 몇 년간 공부하고 많은 고객들을 만나 그들에게 영양에 관한 조언을 한 후, 나는 기본적인 교훈 하나를 배웠다. '건강하게' 먹고 '잘' 먹는 일은 복잡한 일이 전혀 아니라는 것이다. 일반적으로 건강에 좋다고 알려진 음식, 예를 들면 과일, 채소, 견과류, 씨앗, 살코기 등을 막연하게 먹는 것은 그다지 효율적이지 않다. 이제부터 나는 뇌와 몸의 회복력 향상에 도움이 되는 음식 몇 가지를 열거하겠다.

내가 강조하고 싶은 첫 번째 음식들은 콩, 렌틸콩, 홍합, 치즈, 물소고기, 사슴고기, 플레인 요구르트, 달걀, 템페(콩을 쪄서 발효시켜 만든 인도네시아 음식), 된장 그리고 생 코코넛 오일이다. 이 음식들은 뇌와 몸의 회복력에 필요한 단백질과 지방의 훌륭한 공급원이 된다.

채소 또한 비타민, 미네랄, 산화방지성분 때문에 회복 식단의 중요한 부분을 차지한다. 채소에 관한 유용하고 간단한 규칙은 색깔이 어둡고, 잎이 많은 초록색 채소에 집중하는 것이다. 즉 어두울수록, 잎이 많을수록 좋다. 이러한 초록 채소들은 영양소와 식이섬유로 가득 차 있고 전반적인 칼로리 양에 그렇게 부담을 주지 않는다. 밝은 주황색과 빨강색 채소들 역시 중요한 비타민과 식물성 생리활성 물질을 제공한다.

세 번째로, 과일이나 채소, 전분(빵, 파스타, 밥) 등과 같은 탄수화물원을 선택할 때, 혈류에 천천히 지속적인 속도로 흡수되는 것을 선택하는 것이 좋다. 혈당지수가 높은 음식이라 불리는 것은 혈류에 빠르게 퍼지는 음식을 의미하고, 혈당지수가 낮은 음식은 느린 속도로 혈류에 퍼진다. 느리게 퍼진다는 것은 천천히 일정한 속도로 포도당이 몸과 뇌에 공급되어 균형 잡힌 혈당수준을 유지해 준다는 것을 의미한다.

사탕, 쿠키, 흰 빵, 흰 감자, 흰 파스타, 흰 쌀과 같은 고혈당의 음식들은 포도당의 대부분을 한꺼번에 유입시켜 우리 몸의 혈당 수치를 갑자기 상승하게 만든다. 특별히 뇌와 몸에 초과 혈당이 필요하지 않은 상태라면, 인체는 이렇게 초과하여 남은 포도당을 체지방으로 보관하고, 이는 결국 체중 증가로 이어진다.

급격히 상승한 혈당 수치는 반대로 급격한 혈당 하강으로 이어져 오히려 저혈당을 초래할 수 있다. 뇌는 포도당을 저장할 공간이 제한되어 있기 때문에, 저혈당은 뇌에 의해 굶주림으로 해석되어 뇌의 스트레스 수준을 높인다. 혈당지수가 낮은 음식을 먹어 혈당

수치의 균형을 이룸으로써 우리 뇌가 포도당을 필요로 할 때 지속적으로 포도당을 공급하는 것이 좋다. 이러한 지속적인 포도당 공급은 뇌를 편안하게 해주고 스트레스를 덜 받게 한다.

음식의 양 또한 중요하다. 전반적으로 음식을 충분히 그리고 골고루 섭취할 필요가 있다. 하지만 한 종류의 음식을 지나치게 많이 먹거나, 과도한 칼로리 섭취는 금물이다. 연구에 따르면 적정한 양의 음식과 칼로리를 섭취할 때, 운동할 때 만들어지는 뇌 생성 단백질과 똑같은 BDNF가 생산된다고 한다. 반대로 지나치게 많은 양을 먹거나 가공되어 건강하지 않은 음식을 먹으면 뇌에 염증을 일으키고 뇌세포를 죽이는 단백질을 만들어낸다.

하루를 시작할 때, 나는 건포도와 아몬드를 넣은 오트밀과 같은 강력한 파워 푸드를 추천한다. 오트밀은 왜 파워 푸드인가? 오트밀은 혈당지수가 낮은 음식이고, 그렇기 때문에 뇌와 몸에 몇 시간 동안 포도당을 공급해 준다. 건포도와 아몬드를 추가하는 것은 맛을 높이는 데도 좋지만, 건포도엔 몸의 염증을 최소화하는 산화방지제가 가득하고, 아몬드는 새로운 뇌세포를 만드는 데 도움을 주는 오메가3 지방산으로 가득하다.

왜 아침식사가 중요한가? 아침에 일어나기 전까지 우리는 6~8시간, 혹은 그 이상 금식을 했다. 그리고 우리는 깊은 잠에 빠져 뇌에서 무슨 일이 일어났는지 전혀 인지하지 못하겠지만 뇌는 우리가 잘 때에도 엄청나게 활발히 작동한다. 뇌는 잘 때에도 깨어 있을 때와 거의 비슷하게 활동적이라는 것이 연구를 통해 밝혀졌다. 뇌는 자는 시간 동안 우리의 생각과 경험을 재배열하고 경험들을 귀중한 기억으로 전환하며 열심히 일한다.

그렇기 때문에 잠은 하루 종일 투쟁−도피 반응을 하느라 지친 뇌가 호르몬 생산을 촉진하고 재건과정을 시작하는 중요한 시간이다. 이토록 잠은 몸과 뇌의 능력을 회복하는 데에 필수적이다. 그런데 잠을 잔 후에 몸과 뇌는 영양소가 부족한 상태이기 때문에 이를 보충하기 위해 강력한 파워 푸드가 필요한 것이다.

아침식사를 거르는 것은 뇌가 최상의 기능을 하는 데 있어 적이다. 양질의 영양 보충 없이 바쁜 하루를 시작하면 전전두 피질이 배고픈 채로 있게 되고, 첫 번째 투쟁−도피 반응이 올 때 변연계 뇌를 통제하는 능력이 제한된다. 이것이 왜 당신이 아침식사를 하지 않았을 때 집중력이 떨어지고 화를 쉽게 낸 적이 있었는지 설명해 준다.

더 나아가 아침식사 후 뇌의 반응을 조사한 연구에서 아침을 거른 실험대상자들이 고칼로리, 고당도 정크 푸드의 시각적 자극에 더 강하게 반응하는 것을 알 수 있었다. 이것은 아침식사를 거르게 되면 남은 하루를 건강한 선택으로 채우기 더더욱 힘들다는 것을 보여준다. 한편 점심과 저녁식사로는 앞서 언급된 영양소 높은 음식들로 이루어진 식사를 추천한다.

물은 뇌에 있어 음식만큼이나 강력하고 필수적인 영양소이다. 인체의 60%는 물이고, 뇌는 지속적인 물의 공급을 필요로 한다. 주요 동맥들은 뇌에 필수 영양소들을 공급해 주는 한편 불순물들을 씻어낸다. 이 동맥들은 모세혈관으로 이어져, 뇌세포에 영양소를 전달한다. 수분이 부족하면 동맥들은 뇌세포에 영양분과 수분 공급을 중단한다. 뇌세포는 스스로 영양분을 저장할 수 있는 용량이 제한되어 있기 때문에 곧 뇌의 기능이 저하되고 수행능력이 떨어지게 된다. 바쁜 일과 중이라도 최적의 수분 공급으로 기능을 잘하는 뇌 상태를 유지하기 위해 30분마다 한 잔의 물을 마실 것을 추천한다.

종합하자면, 뇌의 회복력을 기르는 것은 규칙적인 운동을 병행한 지속적이고 건강한 영양소 공급이다. 이 단순하고 실행 가능한 방법을 따르는 것으로 여러분은 더 건강한 몸을 만들게 될 뿐 아니라 일상의 고된 도전들을 보다 수월하게 처리할 수 있는 더욱 강한 뇌를 갖게 될 것이다.

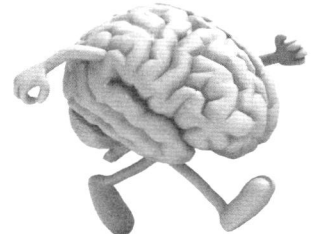

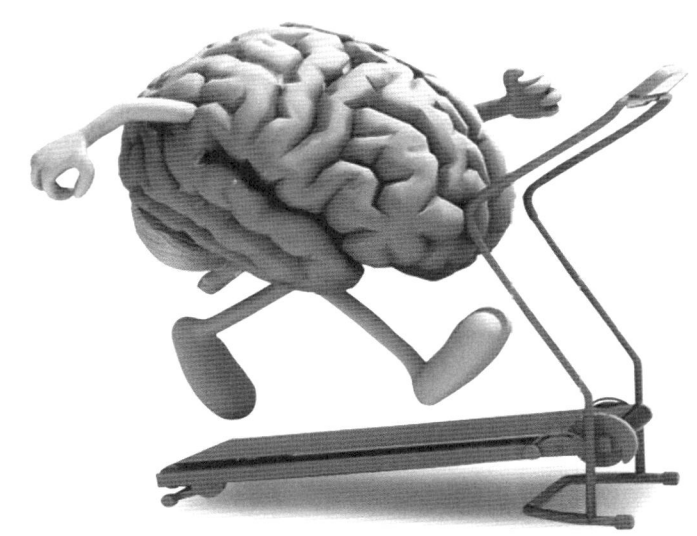

제5장

스트레스 관리에 관한 사례 연구

"스트레스는 판단력을 흐리게 한다.
모든 것을 위기 사항으로 보이게 한다."

– 나탈리 골드버그 –

밥(Bob)은 글로벌 기업의 인사담당 임원이다. 결혼하여 십대 남매 두 명을 두고 있다. 보스턴에 살지만 많은 시간 미국 전역을 돌아다니고 때때로 아시아나 유럽에 출장을 가기도 한다. 200명의 직원이 일하고 있는 그의 회사는 미국에 몇 개의 사무실을 두고 있으며 유럽과 아시아에도 각각 두 개의 사무실이 있다. 밥의 회사는 명품 사업을 하고 있다.

그의 업무는 전 세계에 흩어져 있는 직원들의 생산성과 몰입도를 높이는 일이다. 각 지사의 회사 문화는 담당 매니저들의 가치관과 위치해 있는 국가의 특성에 따라 다양하다. 사업은 급속하게 팽창해 왔고 그에 따라 회사 내 문화적 다양성도 증가했다. 이는 밥에게 큰 스트레스가 되었다.

그는 중요한 직원을 고용하는 데 관여할 뿐 아니라 회사의 성장을 수용할 수 있는 새로운 조직문화를 만들고 감독하는 것도 맡고 있었으며 빠르게 변화하는 업무와 환경에서 일을 해야 했다. 그를 더 힘들게 만드는 요소는 이 회사가 가족 회사이고 가족 구성원 간 정책과 스타일의 차이에서 오는 갈등이 존재한다는 것이었다.

밥이 나와 처음 만났을 때, 그는 몇 가지 이유들로 스트레스를 받고 있다고 했다. 가장 스트레스가 되는 것은 새로운 경영구조의 정립이 아니라 매니저들이 그 새로운 시스템을 활용하게끔 만드는 것이었다. 이는 엄청난 시간 투자는 물론 사람을 지치게 만드는 수많은 불필요한 대화와 미팅을 필요로 했다. 게다가 모든 가족 구성원들이 이 경영구조의 변화에 대해 동의한 것도 아니기 때문에 밥은 종종 그의 노력이 이사회 내 가족들 간의 정치적 갈등에 의해 무산된다고 느꼈다.

한편 개인적인 스트레스 요인으로는 너무 잦은 출장과 과도한 업무스트레스 때문에 집에서 쓸 에너지가 남아 있지 않다는 아내의 짜증 섞인 불평들이 포함되어 있다. 이는 그가 회사업무와 가정생활에서 모두 실패한 것처럼 느끼게 만들었다.

이러한 에너지의 결여는 지속되는 스트레스와 결합되어 현재와 같은 체중 증가의 결과를 낳았다. 그는 운동이나 음식 선택에 신경 쓸 시간이나 에너지가 없었기 때문이다. 밥과 나는 그의 라이프스타일이 어떻게 그의 정신적 역량이나 행동에 영향을 미치고 있는지 알아보기 위해 HPA(Headstrong Performance Assessment) 테스트를 실행하기로 했다. HPA는 검증된 체력 테스트, 라이프스타일 만족도에 대한 설문, 인지기능 테스트로 구성되어 있다. 테스트 결과는 개인의 라이프스타일과 건강상태 및 인지능력 간의 연관성을 보여주는 전체적인 프로필을 나타낸다.

평가 결과 밥의 정신적인 역량, 특히 그의 정보처리 속도와 단기기억이 같은 나이대의 다른 사람들과 비교하였을 때 기준에 한참 미치지 못한다는 사실을 보여주었다. 심지어 뇌 처리 속도는 70살 수준으로 나와서 밥은 꽤 충격을 받았다. 밥의 스트레스와 긴장 지수도 보통보다 훨씬 높은 수준이었다. 고혈압이 있는 것은 물론 복부에 엄청난 지방이 축적되어 있었고 심혈관의 건강상태도 엉망이었다.

검사 결과를 보고 난 후 밥은 변화하기를 원했고 우리는 두 가지 전략에 동의했다. 첫 번째 전략은 운동과 그가 여행 중에도 고수할 수 있는 영양 계획을 실행하여 건강을 향상시키는 것. 두 번째 전략은 일상과 업무에서 오는 스트레스에 대한 회복력을 기를 수 있도록 정신적 코칭을 해 주는 것이었다.

밥의 영양 전략

밥은 그가 동료들에 비해 비교적 건강한 음식 선택을 한다고 믿었다. 아침식사가 하루의 식사 중에서 가장 중요하다는 것을 알았기 때문에 항상 푸짐한 아침을 먹었다. 그러나 다른 동료들과 마찬가지로 정신없이 바쁜 그의 일정은 점심시간으로까지 이어졌고 그의 점심식사는 간단한 샌드위치나 패스트리와 커피 한 잔으로 줄어들었다. 대개는 이조차도 먹을 시간이 없었다. 출장이 아닐 때는 밥은 미팅을 하며 오후를 보냈다.

오후 중반쯤엔 그의 에너지는 엄청나게 낮은 수준으로 감소해 지치고 부진한 느낌이 들곤 했다. 에너지를 충전하기 위한 일반적인 방법은 커피 한두 잔을 마시는 것이었다. 그러나 커피를 더 마셔도 종종 무기력감과 졸음을 느껴 사회적 상호작용을 하거나 의사결정을 하는 데 도움이 되지 않았다. 그래서 종종 쿠키나 캔디를 먹기도 했다.

집에 도착할 때쯤이면 밥은 완전히 지쳐 있었다. 그는 자주 거나하게 식사를 하고는 '하루 종일 아무것도 먹지 못했다.'는 사실로 이를 정당화했다. 그리고 나서 긴장을 풀어줄 와인 한 잔을 들고 의자에 쓰러지듯 앉아 휴식을 취했다. 종종 텔레비전 앞에서 잠들었다가 한두 시간 후에 깨어나 침대로 가곤 했다.

출장 중일 때도 밥의 일정이나 라이프스타일에는 별다른 차이가 없었다. 긴 비행 중에 그는 수면을 도와줄 술을 마셨다. 도착 후에는 시차로 인해 그의 에너지는 더욱 저하되곤 했다. 몇 시간 동안 아무것도 먹지 않았기에 밥의 뇌는 필요한 연료가 바닥이 나 생각하는 속도가 점차 느려졌다. 효율적인 결정을 하는 것은 점점 더 불가능해졌고 처리 속도 또한 현격히 느려지기 시작했다.

그의 점심이나 저녁 식사는 탄수화물인 흰 빵과 감자, 흰 쌀 위주였다. 물론 이런 음식들은 그의 뇌에 단기적으로 에너지를 공급해 주기는 했지만, 장기적으로 유지시키지는 못했다. 또한 불규칙한 식습관은 날마다 엄청난 에너지의 편차를 만들어냈고 그로 인해 그의 뇌는 장기적인 영양부족 상태였다.

밥은 물도 많이 마시지 않았다. 물은 뇌 기능에 필수적이다. 뇌 안의 복잡한 동맥과 정맥의 연결망은 신체의 영양분과 노폐물을 운반해 주는 미세한 모세혈관으로 뻗어 있다. 탈수는 혈액흐름을 어렵게 만들고, 수분 부족 상태에서는 혈액이 몸 전체를 순환할 수 있도록 하기 위해 혈압이 높아진다. 수분 부족이 심화되면 모세혈관들이 뇌 안의 신경세포에 필수적인 산소와 영양분을 공급하는 것이 불가능해진다. 그리고 노폐물을 제거하지 못해 신경세포의 기능 저하를 가져온다.

　많은 전문가들은 커피가 효과 있는 피로회복제라고 생각한다. 물론 가끔씩 마시는 커피가 문제가 되는 것은 아니다. 그러나 커피는 음식이나 수분의 대체식품이 아니며 크림, 설탕과 함께 섭취하는 경우 영양은 없고 열량만 높아지게 되어 에너지의 급격한 저하를 발생시킨다. 또한 커피는 교감신경계를 활성화시키는 흥분제로서 혈압 상승을 가져온다. 밥은 이미 스트레스 때문에 고통받고 있어 커피를 마시는 것은 정신적인 스트레스 반응을 가중시킬 뿐이었다.

　밥은 몇 가지 영양전략을 실행하는 데 동의했다. 우선 매일 규칙적으로 식사를 해야 하며 뇌가 규칙적으로 에너지를 공급받을 수 있도록 3~4시간 정도의 간격을 두고 음식을 섭취한다. 음식은 주로 섬유소가 많은 통밀이나 과일, 야채 같은 것들로 이루어져 있고 자연에서 얻은 이런 음식들은 꾸준하게 혈관으로 에너지를 공급한다. 항염증 효과를 위한 단백질은 연어를 통해 섭취하기로 했다.
　한편 커피나 술 대신 영양분이 뇌의 가장 중요한 부분까지 도달할 수 있도록 많은 양의 물을 마시는 것이 좋다. 그는 아침에 일어나자마자, 오전 중간, 오후 중간 그리고 저녁식사 후에 각각 600ml의 물을 마시기로 했다. 오후에 출출할 때는 쿠키를 먹는 대신 사무실에서든 출장일 때든 과일이나 아몬드, 호두를 가져가 먹기로 했다.

밥의 운동 전략

그는 꽤 오랫동안 운동을 하지 않았기 때문에 근력운동을 시작한다는 것에 처음에는 겁을 먹고 있었다. 우리는 그가 할 수 없어 보이는 것에 집중하는 대신 할 수 있어 보이는 것에 집중하기로 했다. 밥에게 도전을 위협으로 인식하기보다는 두뇌 향상의 기회로 보게 한 것이다.

그는 직장에서의 시간 제약과 낮은 체력수준 때문에 MET 운동의 여섯 가지 기본운동 중에 하나도 성공하지 못할 것이라 생각했고, 그래서 각 운동의 초급동작을 선택했다. 그는 6분간의 MET 운동 한 세트를 일주일에 세 번씩 완수했다. 운동을 하지 않는 날에는 점심시간 때 느긋하게 산책을 했다. 그는 이 산책일정을 스케줄에 넣고, 비서에게 절대적으로 필요한 일이 아니라면 그 시간에 다른 일정을 잡지 않도록 했다.

이렇게 몇 주가 지난 후, 밥은 그의 체력이 향상된 것을 느꼈다. 그는 MET 운동 횟수를 총 3세트까지 증가시켰다. 3세트를 마쳤을 때, 밥은 자신의 체력이 향상되었으며, 그는 이 운동에 몇 가지를 추가하여 본인 스스로 새로운 도전을 시작했다.

밥의 행동 전략

밥이 그의 업무에는 본질적으로 내재된 어려움들이 있고 이 어려움들은 아마 사라지지 않을 것이라는 걸 인식하는 것이 중요했다. 그러나 핵심적인 문제는 업무의 어려움이 아니었다. 진짜 문제는 그로 인해 생기는 스트레스를 다룰 수 있는 능력이었다.

기존의 생활방식은 그의 뇌가 스트레스를 다룰 능력을 피폐하게 만들어 상황을 악화시켰다. 밥에게는 뇌가 스트레스 요인을 부정적인 것으로 인지할 때를 알아차리고, 그 요인을 긍정적인 도전으로 인식하게끔 생각을 전환하는 법을 배우는 게 필요했다. 이는 엄청난 자기인식과 연습이 필요했다. 처음에는 업무에 사로잡혀 종종 너무 늦게야 그의 스트레스 정도를 알아차렸다. 그 시점에서는 이미 어떤 자기훈련 기술도 소용이 없었다. 그래서 우리는 밥이 정신적인 회복력을 연습할 수 있는 다른 방법을 이용하기로 결정했다. 바로 운동이었다.

전투기 조종사가 생명의 위협을 받는 상황에서 필요한 동작을 마스터하기 위해 수천 시간을 시뮬레이션 장치에서 보내는 것과 같은 원리로, 직장인 역시 연습을 통해 적절한 행동을 학습할 수 있다. 첫 시간에 나는 밥에게 MET의 여섯 가지 운동을 연이어 한 세트를 할 것을 제안했다. 첫 번째 운동인 푸시업은 괜찮았으나 다음 운동들을 진행할수록 그는 현저히 지쳐갔다. 호흡이 매우 거칠어졌고 얼굴에는 지친 기색이 역력했다. 운동 사이 사이에 그는 등을 구부리고 헉헉거렸다.

한 세트가 끝났을 때 밥은 날개를 편 독수리처럼 팔다리를 쭉 뻗고 땅에 쓰러졌다. 그에게 어떤 느낌이냐고 물었을 때 그의 대답은 "세상에, 이건 너무 끔찍해요!"였다. 첫 번째 비행시뮬레이션 훈련을 한 조종사처럼 밥은 방금 막 그의 첫 번째 모의 비행을 경험했다. 그리고 많은 초보 조종사처럼 그는 부딪혔고 불타버렸다. 그에게 나는 "좋아요. 당신은 이제 코칭을 받을 준비가 되었어요."라고 말했다.

우리는 남은 시간을 그가 운동을 하던 6분 동안 내면에서 일어났던 생각과 감정을 분석하는 데 할애했다. 밥은 운동이 힘들면 힘들수록 몸도 힘들다고 더 크게 소리치는 것 같았다고 말했다. 근육이 타들어 가고 심장은 터질 듯 빠르게 뛰며, 폐는 아리고 얼얼한 것을 느꼈다. 그의 몸이 보내는 이러한 메시지들은 밥을 불편하게 만들 뿐만 아니라, 그가 그러한 감정에 대해 불편하게 행동하게 만들었다.

나는 그의 몸이 그를 향해 비명을 지른 것이 아니라, 그의 뇌에 신호를 보낸 것이라는 점을 강조했다. 그리고 뇌가 이러한 신호들을 절규와 불편함으로 해석해 마치 그가 피곤한 것처럼 행동하도록 만든다는 것도. 밥의 뇌는 성장의 긍정적인 원천이라고 볼 수 있는 운동을 위협적이고 끔찍한 무언가로 바꾸어버렸던 것이다. 이것은 실제 운동과는 전혀 다른 과정이다. 이것은 사실상 밥이 매일 회사에서 겪고 있는 정신적인 과정이었던 것이다. 밥은 이날 어떻게 본인의 뇌가 긍정적인 상황도 부정적으로 인식하게 만드는지 배웠다.

나는 그 후 밥이 운동 중 몸의 신호를 관찰하고, 그것을 단지 신호로 인식할 수 있게끔 훈련시켰다. 이런 과정을 통해 그는 생리적 신호와 심리적 해석을 분리하고, 신체적 신호들을 더 이상 부정적인 것으로 인식하지 않게 되었다. 또한 호흡 조절을 통해 몸의 신호 강도를 줄이고 신호가 올 때도 편안함을 유지할 수 있는 법을 배웠다. 안정적인 호흡은 몸의 힘듦(신호)보다 운동 자체에 집중하는 데 도움을 주었고, 그로 인해 편안한 상태를 유지할 수 있었다.

다음 단계는 그 신호들을 뇌와 신체의 회복과 성장에 꼭 필요한 신호로 보는 법을 배우는 것이었다. 밥에게 운동하는 동안 뇌와 근육이 자란다는 것을 머릿속에 구체적으로 그려보게 했다. 몸이 보내는 신호들을 긍정적인 성장의 원동력으로 보는 것은 밥을 다음 단계의 운동으로 나아갈 수 있게 하는 데 중요한 과정이었고 그는 운동을 거듭할수록 더욱 에너지가 샘솟는 것을 느꼈다.

운동할 때 몸의 신호를 긍정적인 것으로 보는 연습을 계속했고, 어느 순간 그는 신체가 불편하다고 보내는 신호들이 멈췄음을 느졌다. 이제는 이 신호들을 진정으로 즐길 수 있는 단계에 이른 것이다. 그의 뇌는 이제 그 신호들을 긍정적으로 보고 있었다. 이는 밥에게 있어 커다란 발전이었다.

머리에 불이 켜진 것 같은 깨달음의 순간은 바로 그가 운동 중에 받은 몸의 신호들을 뇌가 인식하는 방식이 직장에서 일어나는 상황에서도 같은 방식으로 적용된다는 것을 느낀 때였다. 과거 그의 행동은 많은 상황을 부정적으로 인식한 데서 좌우되었던 것이다. 그리고 그는 운동할 때 했던 훈련, 즉 불편한 몸의 신호를 성장에 꼭 필요한 긍정적인 신호라고 인식하는 방식을, 직장에서도 적용하기 시작했다.

결과

밥의 사고방식은 서서히 위협에 초점을 맞추는 대신 성장할 수 있는 기회로 보는 방향으로 바뀌었다. 건강을 되찾은 밥은 운동뿐 아니라 직장에서의 문제들을 다룰 때도 한층 자신감을 갖고 임할 수 있었다. 몇 주 후가 되자 밥의 에너지 레벨은 치솟았다. 업무시간 동안 훨씬 차분하고 진정된 상태를 유지할 수 있게 되었고, 시간과 생각을 관리할 수 있는 능력이 상당히 향상되었다. 뇌가 더 잘 기능함으로써 실질적으로 스트레스 관리와 문제해결 능력이 향상됐다.

긍정적인 부작용도 있었다. 예를 들면, 다른 사람의 입장을 이해할 수 있게 되어 그 스스로가 다른 사람들이 받는 부담에 감정이 입을 했던 것이다. 이해와 공감능력의 향상은 타인의 스트레스에 훨씬 잘 대응할 수 있게 하였고, 그 어떤 상황도 통제 가능하다는 느낌을 갖게 해 주었다.

높아진 에너지 레벨과 줄어든 스트레스로 밥은 더 편안해졌고, 앞으로 해야 할 일에 대해 계속 걱정하기보다 현재의 순간에 최선을 다했다. 부인도 가족들과 그의 상호작용이 훨씬 좋아졌다고 기뻐했다. 그녀와 아이들은 더 이상 늘 예민한 아빠 때문에 눈치를 보지 않아도 됐다. 게다가 밥의 체중도 줄고 있었다. 얼마나 좋은 보너스인가.

8주 후 우리는 두 번째 HPA 테스트를 실시했다. 그의 점수는 모든 영역에서 상당히 높아졌다. 같은 나이대의 사람들과 비교했을 때 건강뿐 아니라 인지 속도도 매우 향상되었다. 밥은 자신의 업무량이 변하지 않았는데도 그에 대응하는 자신의 반응이 변했다는 것에 매우 놀랐다. 생활방식의 변화가 그를 신체적으로 건강하고 날씬하게 만들었을 뿐만 아니라, 두뇌 기능을 향상시켜 그를 더 나은 직장인, 남편, 아빠가 되게 해 주었다.

나는 많은 유능한 관리자가 예전의 밥과 같이 스트레스로 인한 부정적인 라이프스타일에 빠지고 만다는 사실에 놀라곤 한다. 스트레스를 많이 받을수록 사람들은 뇌 건강에 필수적인 습관을 실천하지 않는 경향이 있다. 압박감을 느끼는 상황에서 얼마나 많은

5. 스트레스 관리에 관한 사례 연구

사람들이 "시간이 없다."는 이유로 운동을 하지 않는가? 운동은 최고의 스트레스 관리 방법이며 운동을 하지 않는 것은 스트레스를 받는 상황에서 당신이 할 수 있는 최악의 선택인 것이다. 이것은 문제를 해결해 주는 것이 아니라 오히려 악화시킨다. 밥의 이야기는 건강한 식습관과 운동 그리고 도전에 대한 인식의 변화가 얼마나 우리 뇌의 스트레스 대처능력을 향상시키고 직장과 가정에서의 성과도 끌어올리는지를 잘 보여준다.

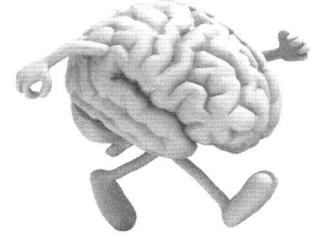

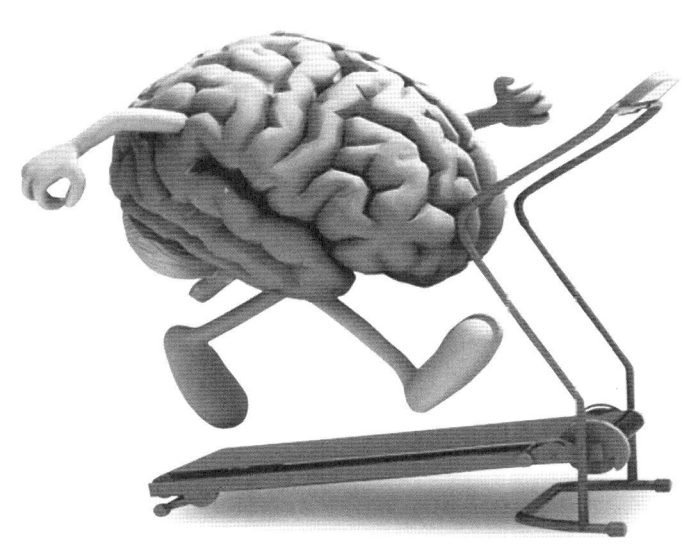

제6장

집중력 유지와 업무성과

"현재의 일에 온 생각을 집중하라.
햇빛을 한곳으로 모으지 않으면 불을 지필 수 없다."

– 알렉산더 그래함 벨 –

몇 년 전, 가족과 나는 모험 가득한 크리스마스를 보내기로 했다. 우리는 코모도왕도마뱀을 보러 인도네시아의 코모도 섬으로 향했다. 코모도왕도마뱀은 현존하는 가장 큰 육지 공룡이다. 난폭한 잠복 포식자로서, 박테리아로 가득찬 독이 있는 입으로 먹이를 물어뜯은 후 안전한 거리를 두고 떨어져 먹이가 죽을 때까지 기다린다.

안타깝게도 코모도왕도마뱀의 수는 지금 멸종위기에 처할 정도로 지난 수십 년간 꾸준히 감소하고 있다. 이들을 멸종위기에서 구하기 위해, 인도네시아 정부는 섬을 최대한 원 상태로 보존하려 많은 노력을 기울였다.

코모도 섬에 도착한 우리는 관광객들에게 이 자연 그대로의 서식지에 사는 장엄한 생명체를 보여줄 가이드를 만났다. 관광을 시작하기 전 가이드는 과거 의심 없이 코모도왕도마뱀에게 다가간 관광객이 물려 죽은 적이 있다고 말했다. 그래서 우리는 가이드 뒤에 바짝 붙어 한 줄로 따라갔다. 주변 덤불에 숨어 있을지 모를 코모도왕도마뱀에게 경계를 늦추지 않으며 말이다.

우리가 가는 길 위에서 햇볕을 쬐고 있던 첫 번째 코모도왕도마뱀을 보기까지는 오래 걸리지 않았다. 가이드는 코모도왕도마뱀이 다른 파충류처럼 냉온동물이고, 햇볕을 쬐고 있을 때는 대부분 유순하다고 했다. "조심해야 할 코모도는 우리 눈에 띄지 않습니다." 그가 말했다.

6. 집중력 유지와 업무성과

그 후 우리는 조그마한 덤불길을 따라 돌아다녔고 코모도왕도마뱀의 주식인 버팔로나 염소와 같은 몇몇 다른 동물들을 보았다. 강줄기를 따라 걸으며 가이드는 이곳이 사냥하고 나서 물을 마시기 위해 코모도왕도마뱀이 많이 모이는 장소이기 때문에 즈심해야 한다고 말했다.

아내는 내 앞에서 걸었다. 우릴 아침식사감으로 삼기 위해 언제 튀어나올지 모르는 숨어 있는 코모도왕도마뱀을 찾아내려고 그녀는 부지런히 좌우를 살폈다. 그런데 갑자기 그녀가 코모도왕도마뱀까지도 깜짝 놀라게 할 만큼 크게 소리를 질렀다. 돌아본 순간 자기 무릎까지 오는 버팔로 똥 무더기에 서 있는 아내가 보였다. 내가 본 것 중 가장 큰 무더기의 똥이었는데 아내는 딱 그 위를 밟고 있었던 것이다. 물론 나머지 사람들은 웃음이 터졌고 결국 아내조차 웃음을 터뜨렸다. "내가 그걸 못 봤다는 게 믿기지가 않아. 그렇게 큰 똥 무더기를 말야." 아내가 말했다. 우리는 그 후 코모도 투어를 마칠 때까지 그 일에 대해 얘기하며 계속 웃었다.

그때 아내가 경험했던 것은 90년대 후반 신경심리학자 아리엔 맥과 어빈 락에 의해 명명된 '무주의맹시(Inattentional Blindness)'라는 현상이다. 이 현상은 과학계에서 엄청난 흥미를 불러 일으켰다. '무주의맹시'는 뇌가 중요하다고 생각하는 것에만 주의를 기울이고 관련 없는 정보들은 차단하는 것을 말한다. 이렇게 함으로써 우리는 더 중요하고, 관련 있다고 생각되는 일에 뇌 역량을 집중할 수 있다. 그 예로, 코모도 섬에서 아내의 뇌는 그녀와 가족을 공격할지 모를 코모도왕도마뱀의의 잠재적 위협에만 집중하고 있었다. 따라서 그녀의 뇌는 무릎이 다 빠질 때까지도 버팔로 똥을 인식하지 못한 것이다. 다행히도 그녀의 무주의맹시는 우리에겐 재미있는 얘깃거리를 만들어 주었을 뿐, 더 심각한 나쁜 결과를 가져오지는 않았다.

무주의맹시는 매우 효과적인 생존 도구일 수 있다. 이는 에너지를 아껴서, 필요하다고 판단되는 때에만 에너지를 할애하고 능력을 사용할 수 있도록 한다. 한편 야생에서 코모도왕도마뱀을 찾거나, 우리의 조상이 그랬던 것처럼 먹이를 찾을 때 이러한 생존 도구가 매우 효과적인 만큼, 무주의맹시는 또한 그만큼 파괴적일 수 있다.

일 자체보다 그 환경 속 자극에 뇌가 더 집중을 할 때 직장인의 몰락으로 이어질 수 있다. 비본질적인 문제에 뇌가 온통 신경을 쏟게 되면, 업무 성과는 자연적으로 낮아지게 된다. 이제부터 뇌가 무엇에 집중하는지와 관련된 신경과학에 대해 알아보겠다. 어떻게 영양 공급과 운동을 통해 뇌의 주의가 흐트러지지 않고 집중력을 유지할 수 있는지 알아보자. 이는 업무성과를 올리는 데 필수적이다.

집중이란 무엇인가?

집중이라는 개념은 우리 모두에게 익숙하다. 브통 현재 눈앞에 있는 것에 집중한다는 것의 의미를 우리는 알고 있다. 반면, 눈앞에 있는 것, 집중해야 되는 것이 아닌 다른 것에 주의가 산만해진 경험이 모두 있을 것이다. 어렸을 때 나는 늘 공상에 빠져 있었고, 선생님한테서 수업에 집중하라는 주의를 많이 받았다. 수업내용이 아닌, 다른 무언가에 정신이 팔려 있을 때가 많았기 때문이다.

우리 모두는 집중이 흐트러지거나, 당장 해야 하는 일이 아닌 엉뚱한 일에 신경을 썼던 경험이 있을 것이다. 긴 회의가 진행되고 있는 어느 날, 회의실에 앉아 있지만 발표자가 앞에서 얘기하고 있는 중요한 정보는 모두 놓치며 정신은 멀리 소풍을 나가 있었던 경험 말이다.

문득 우리의 뇌는 어떤 이메일이 왔는지 궁금하할 것이다. 혹은 점심으로 뭘 먹을지, 오늘 밤에 어머니에게 전화를 해야 할지, 친구 생일선물로 뭘 주어야 할지 궁금해할 수도 있다. 이것들은 그 순간만큼은 뇌가 눈앞의 발표보다 더 흥미 있어 하는 것들이다.

인간의 집중력은 몇 십 년 동안 과학자들을 혼란스럽게 만들었다. 누구나 집중에 대해 각자만의 경험을 가지고 있다. 하지만 집중은 뇌의 여러 부위가 관여하며 여러 신경 인지적 과정을 통해 작용하는 것으로 이 개념은 한마디로 정의하기가 매우 어렵다.

해럴드 패슬러는 『집중의 심리』라는 책에서 이 단어의 복잡성을 언급한다. 또한 누구나 집중이 무엇인지 느끼기는 하지만 아무도 그것이 무엇인지 정확하게 알지 못하기 때문에 과학자들이 집중도를 측정하는 테스트를 개발하는 데 고생하고 있다고 말했다. 모든 과학자들이 인정하는 사실 하나는 집중은 뇌가 불필요한 정보를 배제하고 필요한 정보를 선택해 처리하는 과정이라는 것이다.

뇌손상이 있는 환자들과 몇 년을 일한 맥케이 무어 솔버그와 캐더린 A. 마티어는 집중력의 종류를 묘사하는 계단식, 또는 사다리 모형을 만들었다.

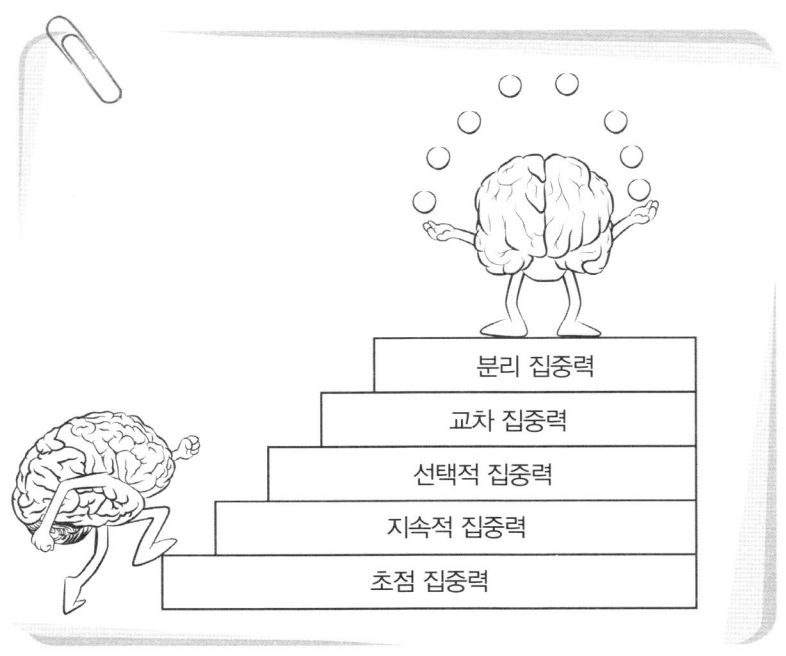

　사다리 가장 아래 단계는 초점 집중력이다. 이는 소리나 촉각과 같은 자극에 집중할 수 있는 능력을 말한다. 그 위의 단계는 지속적 집중력이다. 이는 긴 시간 동안 집중할 수 있는 능력을 말한다. 그 위는 선택적 집중력이다. 집중을 방해하는 불필요한 요소들을 차단하는 능력을 의미한다. 다음은 교차 집중력으로, 어떤 일에서 다른 일로 빠르게 전환할 수 있는 능력이다. 마지막으로, 사다리의 가장 위는 분리 집중력이다. 이는 동시에 두 가지 일을 완성할 수 있는 능력을 말한다.

　솔버그와 마티어는 사다리의 위쪽으로 갈수록 아래 단계보다 더 큰 인지적 능력을 뇌에 요구한다는 것을 지적했다. 모든 단계에서 잘해낼 수 있는 능력은 성공적인 업무 수행에 필수적이다. 사실상 매일의 업무는 종종 우리에게 주어진 시간 동안 동시에 여러 개의, 심지어는 다섯 가지 모두의 집중력을 요구하기도 한다. 우리는 항상 집중할 준비를 하고 있어야 한다.

　앞서 말했듯 집중력 사다리에서 위로 올라갈수록 그 단계를 수행하기 위해 더 많은 뇌의 노력이 요구된다. 예를 들어 2가지 일을 동시에 처리하는 분리 집중은 수동적으로 발표를 듣기만 하는 지속적 집중보다 더 많은 노력이 든다. 그렇다면 뇌가 특정 집중 단계에서 요구되는 노력을 행하기에 에너지가 충분하지 못하다면 어떤 일이 생길까?

　예를 들어, 아침 식사를 거르고 출근해 오전회의에 참석해 발표를 들어야 한다고 생각해 보자. 에너지가 충분하지 못하면 발표를 듣는 데 필요한 집중 단계에서의 수행 능력이 급격하게 떨어질 것이다. 불가능하지는 않겠지만 현재 주어진 일에 적절하게 집중하는 것이 매우 어려워질 것이다. 게다가 발표를 지켜보는 것과 동시에 노트를 하는 것과 같은 분리 집중을 요구하는 일을 해야 한다면 어떨까?

그날 아침 식사를 걸러서 뇌의 정상적 수용량이 감소되어 있다면 그 단계의 집중은 멈출 것이고 노트를 하는 동안 무엇에 대해 발표하는지 집중하기가 더 어려워질 것이다. 물론 이것을 낮은 단계의 집중으로 대체하는 것은 가능하다. 가령 노트를 하지 않고 발표만 듣는다든지, 노트하는 동안 발표 듣는 것을 포기하든지 하는 식이다. 하지만 어느 쪽이건 우리는 중요한 정보 혹은 기능을 놓치게 되는 것이다.

뇌의 집중 능력이 선택적 집중 단계 아래로 떨어지면, 초점 집중과 지속적 집중만이 남는데 여기서 나타나는 불행한 결과는 뇌가 나타나는 아무 자극에나 집중하기 시작한다는 것이다. 이 자극은 외부 자극일 수도, 내부 자극일 수도 있다. 외부적 자극은 우리의 몸 밖에서 일어난다. 전화 벨소리, 메일 수신 소리 또는 잠깐 이야기를 나누러 오는 동료의 목소리 등이 될 수 있다. 내부적 자극은 우리 내부에서 일어나는데, 우리의 생각, 감정 그리고 신체적 감각과 같은 것이다. 예를 들면 화장실을 가고 싶은 욕구, 배고픔 또는 목마름의 느낌, 두통 또는 다른 불편함 등이 있다.

집중력과 업무 성과

오늘날 직장인들은 집중을 방해하는 자극의 무더기에 파묻혀 살고 있다. 최근 월스트리트 저널은 조직이 기진맥진한 직원들에게 적은 자원으로 더 많은 일을 할 것을 강요하기 때문에, 정신을 산만하게 하는 자극요인들이 조직의 이윤에 커다란 악영향을 미치는 심각한 이슈를 야기하고 있다고 했다.

IT 리서치 기관 Basex는 2006년에 1,000명의 직원을 대상으로 조사를 실시했는데 그들은 집중을 방해하는 것들이 직원들 시간의 거의 30%를 소비한다고 추산하였다. 이는 미국 경제시장에 연간 5,880억 달러의 손실을 가져오는 막대한 규모이다.

최근 캘리포니아 대학의 정보 컴퓨터과학 부교수인 글로리아 마크는 직원들을 관찰하고 3일 동안 그들의 움직임을 기록하였다. 이 연구에서 그녀는 직원들이 업무에 집중한 지 평균 11분 만에 주의가 산만해졌다는 것을 밝혀냈다. 주의가 흐트러졌다가 다시 일로 돌아오기까지 직원들에게 평균 23분의 시간이 걸렸다. 이 연구가 시사하는 바는 평균적으로 직원들이 일에 고작 1시간에 22분밖에 쓰지 않는다는 것이다. 집중을 방해하는 요인은 반이 약간 넘게 외부적 자극이었고 나머지는 내부적 자극이었다. 오늘날 직장에서 일상적으로 일어나는 일이지만 일을 하던 중 다른 데 신경을 쓰다가 다시 일로 돌아올 때 낭비된 에너지만큼이 업무성과의 저하로 이어지는 것이다.

헤드스트롱 퍼포먼스

많은 직장인들이 멀티태스킹의 형태로 동시에 여러 일을 한꺼번에 한다고 말한다. 하지만 여러 일들을 두고 집중을 전환하는 이런 형태는 사실상 교차 집중이다. 연구결과는 실제 멀티태스킹은 큰 집중이나 대단한 뇌의 능력을 요구하지 않는 간단한 일들을 할 때에만 가능하다는 걸 보여준다. 친구와 이야기를 하며 공원을 걷는다거나 발표를 들으면서 노트를 하는 등의 일은 뇌에 에너지가 있다면 가능한 분리 집중의 형태이다.

하지만 이메일을 읽으면서 제안서를 쓰거나, 문자를 보내며 운전을 하는 등 뇌가 상당한 인지적 노력을 필요로 하는 두 가지 일을 동시에 해야 하는 순간에는 뇌는 어떤 일에 더 집중할 것인지 선택하고 재빨리 하나의 일에서 다른 일로 집중을 전환한다. 업무 사이의 전환은 단순히 한 가지 일을 다 끝내고 다음 일로 넘어가는 것보다 뇌에 훨씬 많은 양의 에너지를 요구한다. 뇌는 하나의 일에서 관심을 끊을 때 에너지를 소비하고, 초점을 전환할 때 더 큰 에너지를 소비하고, 또다시 다른 일에 집중하기 시작할 때 더더욱 큰 에너지를 소비한다.

뉴욕 타임즈의 요청에 의해 카네기 멜론 대학 연구원들은 우리가 하나의 일을 할 때보다, 집중을 전환하며 일을 할 때 얼마나 많은 에너지가 소비되는지 조사했다. 결과는 놀라웠다. 136명의 참가자들을 테스트한 결과, 집중을 전환할 때 한 번에 하나의 일만을 마칠 때보다 실수가 20% 더 생긴다는 것을 발견했다.

뿐만 아니라 업무 전환을 하며 낭비되는 중요한 에너지는 건강에도 안 좋은 영향을 미친다. 오늘날 정서적 탈진과 극도의 피로감으로 고통받는 직장인들이 증가하는 데서 볼 수 있듯이 말이다. 스트레스 관리 국제 저널은 2012년 지친 직원과 비생산적인 업무태도의 관계를 조사한 연구결과를 발표했다. 비생산적 업무태도의 예는 낮은 의욕, 낮은 업무 완성도, 지각, 잡담, 공격적 태도 그리고 태업까지 다양하다. 연구결과는 직원들의 지친 정도와 조직 전체에 악영향을 미치는 비생산적 태도의 빈도가 직접적으로 연관이 있음을 보여주었다.

많은 조직과 직장인들은 오늘날 여전히 멀티태스킹을 업무 효율의 척도로 잘못 판단하고 있다. 그러나 만약 직장에서 멀티태스킹의 빈도를 줄일 수 있다면 그리고 체계적으로 한 번에 한 업무에 집중하는 방법으로 대체할 수 있다면, 직원들은 더 높은 에너지 수준을 갖게 될 것이며, 이는 업무 성과의 향상으로 이어질 것이다.

업무를 선택하는 데 있어 가장 큰 어려움은 어떤 업무를 가장 우선적으로 해야 할지를 판단하는 일이다. 안타까운 점은 현재 하고 있는 일이 늘 가장 신중하고 치밀한 계산 후에 나온 결정이 아니라는 점이다. 뇌의 역량을 높여 어떻게 하면 가장 중요한 업무를 판단하고 거기에 우선적으로 집중할 수 있는지 알아보기 위해, 우리 뇌 속에서 집중이 이루어지는 과정을 자세히 들여다보자.

자발적 집중과 업무 성과

최근 한국에서 실시한 마케팅 캠페인에서 던킨도너츠는 버스 승객들의 주목을 끌고 그들이 경쟁사가 아닌 던킨도너츠에서 모닝커피를 구매하도록 유도하기 위해 매우 창의적인 방법을 시도했다. 그들의 전략은 던킨도너츠의 CM송이 라디오에 울려 퍼지는 동시에 버스 안에 커피 향을 뿌리는 기계를 설치하는 것이었다. 이 커피 향을 맡은 승객들에게 던킨도너츠의 도넛과 커피 향을 연상시키게 하기 위해서였다. 이 연상을 더 굳히기 위해, 버스에서 내리는 승객들에게 잘 보이도록 가장 가까운 던킨도너츠 매장 방향을 가리키는 커다란 간판을 정류장에 설치했다. 캠페인 결과, 던킨도너츠는 방문자 16% 증가와 매출 29% 상승이라는 엄청난 성과를 거두었다.

승객들이 경험한 것은 뉴로(Neuro-) 마케팅이라고 불리는 새로운 마케팅 기법이다. 뉴로 마케팅은 CM송과 커피향이 동시에 은은히 퍼지는 것 같은 외부자극이 커피에 대한 갈망, 즉 내부자극으로 이어져 뇌가 집중하게끔 하는 마케팅 기법이다. 광고의 홍수 속에서 뇌가 외부 자극에 이미 잠식된 사람들의 주목을 끌기 위해 기업들은 항상 우리 뇌의 주의를 끌 수 있는 혁신적인 방법을 찾는다. 진화하는 마케팅 기법에 있어 뉴로 마케팅은 다음 단계의 혁신을 주도하게 될 것이다.

뉴로 마케팅의 이 예가 보여주는 것은, 뇌는 매일 우리의 감각을 통해 받은 대량의 외부 자극에 노출되고 있다는 점이다. 이 많은 자극 속에서 뇌는 어떻게든 어떤 자극이 관련이 있고, 어떤 것이 관련이 없는지를 판단하고 우선순위를 매겨야 한다. 뇌는 또한 외부 자극뿐 아니라 지속적으로 우리의 몸과 뇌로부터 배고픔, 목마름, 신체적 편안함, 감정 그리고 생각 등에 대한 다양한 신호에 노출된다. 이러한 자극은 모두 내부 자극이다.

뇌에 들어오는 이 많은 정보를 가지고 어떻게 뇌는 온전한 정신과 질서를 유지할까? 뇌는 신중하게 어느 것이 더 집중할 가치가 있는지 선택하며 질서를 유지한다. 이 과정은 의식의 기능이다. 변연계와 같이 뇌 깊숙이 위치한 구역은 잠재의식의 영역이다. 즉 우리가 의식적으로 알아야 하는 필요가 있지 않으면, 뇌에서는 무슨 일이 일어나는지 의식적으로 인지하지 않는다는 것이다. 의식은 전전두 피질에 의해 지휘되는 과정이다. 만약 전전두 피질이 집중해야 할 것을 전달받지 못하면 자발적으로 선택하지 않는 이상, 집중을 하지 않게 된다. 전전두 피질이 무언가에 집중하기로 '선택'했을 때, 이것을 자발적 집중 또는 하향 처리라고 한다. 반면, 어떤 것이 전전두 피질의 주의를 '끌었을' 때, 이는 반사적 집중, 또는 상향 처리라고 한다.

과거 100년에 걸쳐 행해진 연구에 의하면, 전전두 피질의 주의를 끄는 자극은 위험, 새로운 일, 예기치 않은 일, 흥미로운 것이나 눈에 띄는 것 등이었다. 회사에서 중요한 발표 자료를 만들고 있다고 상상해 보자. 자발적으로 완전히 집중하며 컴퓨터 스크린을 보고 있을 때 옆에서 전화벨이 울린다. 이때, 당신의 뇌는 컴퓨터에서 초점을 끊고 전화기로 가져가 전화통화에 초점을 둘 것이다. 벨이 울리는 전화에 보이는 뇌의 반응은 반사적인 과정이다.

하지만 신경과학 분야가 그렇듯, 얘기는 그보다 좀 더 복잡하다. 전화벨에 관한 반사적 반응이 처음부터 반사적이었던 것은 아니다. 아기와 유아에 대해 연구를 실시한 결과, 그들에게는 벨이 울리는 것이 전화기를 집도록 하는 자연적 반사를 일으키지 않았다. 유아는 하던 놀이를 계속할 뿐 전화기에는 아무런 반응을 보이지 않았다. 애초에 그리고 본질적으로, 벨이 울리는 것은 아이에겐 아무런 의미를 갖지 않는다.

하지만 아이들이 커 가면서 벨이 울리는 것을 다른 누군가와 연결시키는 것으로 배운다. 이것은 호기심을 자극하고 아이들이 주목하는 동기가 되어 나중에 전화기를 집도록 한다. 파블로프의 개가 벨이 울리는 것을 듣고 먹이에 대한 기대로 침을 흘리는 것을 배운 것과 같은 방법으로, 우리는 벨이 울리는 전화기에 반응하도록 훈련될 수 있다. 거듭된 반복으로 뇌는 점차 벨이 울리는 전화기에 우선순위를 부여하고 그것에 반사적 반응을 기르는 것을 배운다. 이런 형태를 고전적 조건형성이라 한다.

이것이 의미하는 것은 오늘날 직장에서의 많은 자극에 대한 우리의 반응은 반사적이지만, 이러한 반응과 태도는 고전적 조건형

144

성 과정에 의해 만들어진 것이라는 것이다. 이와 마찬가지로 우리가 배운 것 또한 훈련을 통해 잊을 수 있다. 우리는 성과를 저해하는 오래된 습관들을 멈출 수도 있고 또한 성과를 향상시킬 새로운 습관들을 배울 수도 있는 역량이 있다. 뇌가 어디에 집중하느냐 하는 것은 뇌가 어떤 각성 상태에 있는지에 따라 크게 영향을 받는데, 뇌의 상태는 우리의 생리적 상태에 크게 영향을 받는다.

각성(Arousal)과 업무성과

새 고객이 될지도 모르는 사람과 중요한 회의를 하고 있다고 상상해 보자. 계약이 성사되면 회사에서 가장 큰 고객이 될 것이기 때문에, 당신은 이 협상을 성공적으로 이끌어 내야만 하는 막중한 임무를 부여받았다. 회의가 시작된 후, 당신은 상대가 말하는 것과 말하지 않는 것을 듣고 해석하는 데 모든 신경을 집중해야 하는 체스와 같은 게임을 하고 있다.

계약조건에 대해 얘기하기 시작한 지 얼마 되지 않아 방광으로부터 화장실을 가고 싶다는 신호가 온다. 하지만 협상은 너무나 중요하고 당신이 자리를 비울 수는 없다. 45분 후에도 협상은 여전히 진행 중이다. 당신의 방광은 당장 화장실을 가지 않으면 터질 것처럼 비명을 지르고 있다. 그러나 협상이 너무나 긴박하게 진행돼서 회의실을 떠날 수가 없다.

당신은 이제 생리적 욕구에 더 신경을 쓰게 된다. 이때부터 당신은 무주의맹시를 경험하기 시작하며, 협상내용보다 당장 화장실에 달려가야 한다는 사실에 온통 신경이 가 있다. 순간 당신은 협상을 마무리할 수 있는 결정적 단서를 놓치고 만다. 화장실을 가고 싶은 욕구를 참는 것이 너무나 고통스러웠기에, 상대와 대화를 유지하는 것은 거의 불가능했다.

여기서 일어난 현상은 뇌가 자발적 집중을 하다가 몸 내부에서 일어난 외적 요인에 의해 서서히 비자발적 집중으로 전환을 한 것이다. 뇌가 어떤 일에 집중하는 것을 방해하는 많은 내부적 자극 또는 메시지가 있다. 배고픔, 탈수, 피로, 고통, 불편함, 호르몬 불균형 등이 그것이다. 이러한 내부적 과정 중 어느 하나라도 잘 관리되지 못하면 뇌는 현재 하고 있는 일에 자발적으로 충분히 집중할 수 있는 능력을 상실하고 만다.

기억하라. 뇌는 멀티태스킹에 매우 약하기 때문에 위와 같은 내부적 자극이 심해질수록 하고 있던 일에서 초점을 잃고 몸으로부터 온 자극에 더 집중하게 된다. 우리의 생리적인 상태는 분명 뇌의 자발적 집중능력에 큰 영향을 미친다. 신체적인 감각과 자극이 더 강해질수록, 전전두 피질이 그것을 효과적으로 제어하지 못하게 된다. 내·외부적 자극을 무시하고 현재 하고 있는 일에 집중하려고 하는 전전두 피질의 노력은 엄청난 에너지를 소비한다. 이는 멀티태스킹을 해야 하는 직장에서도 마찬가지이다.

집중에 관한 흥미로운 사실이 있다. 최고의 정신적 집중은 어린

6. 집중력 유지와 업무성과

이 동화에서 유래되어 골디락스 존(Goldilocks zone)이라고 알려진 '몸과 뇌의 생리적 상태가 최적인 상태'에서 나온다는 것이다. 이 골디락스 존, 혹은 성과달성 구역(Performance zone)은 호르몬, 신경전달물질, 영양, 미네랄, 산소량, 수분량 등과 같은 많은 요소들이 완벽한 조화를 이루어 전해질 피질 내의 균형이 최상의 상태인 것을 말한다. 이때 뇌는 집중을 방해하는 자극을 무시하고, 필요한 일에 자발적으로 집중할 수 있다.

앞서 이야기했듯, 인간은 이러한 생리적 요소들이 바다의 조류처럼 뇌와 몸속을 통해 흐르는 생물학적 존재이다. 생리적 요소들의 조류는 뇌를 성과달성 구역 안으로, 혹은 밖으로 밀어내며 최상의 집중을 할 수 있는 시간에 영향을 준다. 좋은 소식은 운동, 영양 보충과 같은 생활습관을 가짐으로써 우리의 생리 상태를 조절할 수 있다는 것이다. 올바른 생활 습관을 가질수록 뇌가 성과달성 구역 안에 머무르는 시간을 늘릴 수 있다. 즉 더 긴 시간 동안 온전히 집중할 수 있는 능력을 가질 수 있다는 뜻이다.

성과달성 구역에 머무는 시간에 영향을 주는 요소들에는 생리적이고 자연적인 요소들 외에 인위적 요소들 또한 존재한다. 식품첨가제, 대기의 화학성분, 담배, 알코올 그리고 각성에 영향을 주는 약물 등이 그것이다. 이러한 요소들이 전전두 피질을 흐를 때, 각성이라고 알려진, 뇌의 흥분 정도에 영향을 줄 수 있다. 예를 들어 대마초는 우리를 극도로 느슨하게 만들면서, 각성도를 낮춘다. 이것은 뇌의 비활성 상태로 볼 수 있다. 지루함 역시 자극이 부족한 상태로, 뇌의 비활성을 야기할 수 있다.

반면, 커피 몇 잔은 뇌를 과잉흥분 또는 과잉각성 상태로 밀어낼 수 있다. 위협의 인지 또는 투쟁-도피 반응이 뇌를 순식간에 과잉각성 상태로 만들 수 있듯이 말이다. 다른 말로 하자면, 낮은 각성 상태는 뇌를 둔하고 지루하게 만든다. 반면 지나친 자극은 뇌를 과잉각성 상태로 밀어 넣는데, 이것은 쉽게 스트레스로 해석될 수 있다. 이상적인 각성상태는 성과달성 구역에서 최적으로 집중할 수 있는 완벽한 균형을 만드는 것이다.

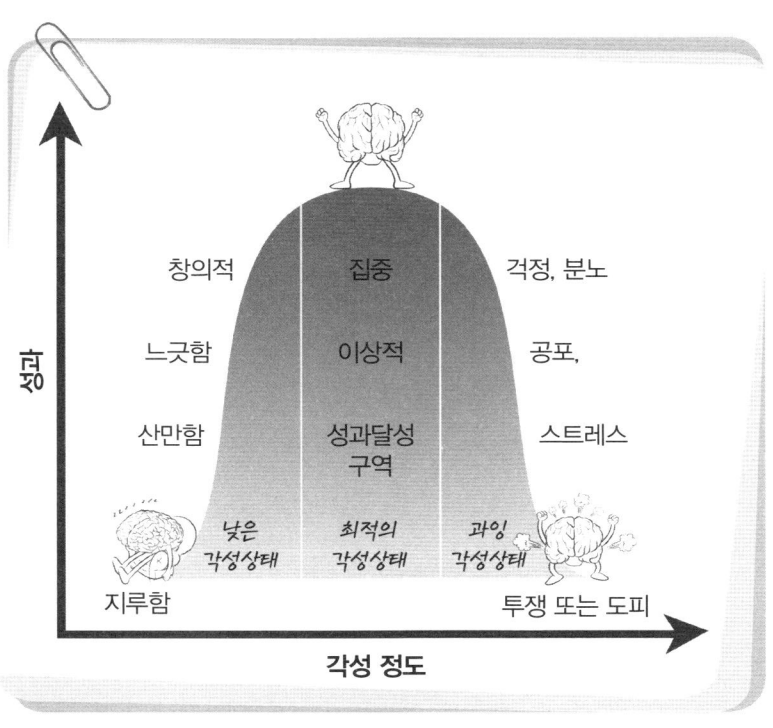

6. 집중력 유지와 업무성과

　과잉각성, 낮은 각성 그리고 최적의 각성상태 사이의 전환은 각성곡성으로 가장 잘 설명될 수 있다. '여키스 도슨 법칙'이라고도 알려져 있는 이 각성곡선 모형은 1908년 만들어졌고 오랜 기간 검증되었다.

　'여키스 도슨' 법칙에 따르면 자극이 증가할수록, 퍼포먼스 또한 증가한다. 하지만 이것은 뇌와 신체가 조화를 이루는 일정 지점까지만이다. 그 지점을 지난 각성 상태는 곡선에서 보이듯 오히려 퍼포먼스를 감소시킨다. 각성곡선의 왼쪽 부분은 뇌가 편안한 상태이다. 지루하고 산만해 집중하지 못한다. 곡선의 오른쪽은 뇌가 스트레스를 받은 상태이다. 모든 상황을 위협으로 인식하여 집중을 못 하는 부분이다. 가운데 곡선이 가장 높은 부분은 뇌가 최적의 집중상태로 퍼포먼스를 낼 수 있도록 완벽하게 맞춰져 있는 구역이다. 일명 성과달성 구역이라 한다.

　환경이나 생리적 상태에 따라 우리는 아침에 일어나서 이 각성곡선 어딘가에서 하루를 시작한다. 누군가는 편안하지만 집중은 하지 못하는 왼쪽에서 시작을 할 것이다. 누군가는 이미 곡선의 가장 높은 부분에서 시작할 것이고, 또 다른 누군가는 스트레스 상태인 오른쪽에서 시작할 것이다.

　당신이 아침에 곡선의 왼쪽에서 시작했다고 생각해 보자. 이것은 가장 흔한 경우이다. 뇌는 덜 집중하고 있으며 낮은 각성상태에 있다. 직장인들이 종종 아침에 커피 한 잔으로 시작을 하는 이유인데 커피를 마시는 것이 아드레날린 수치를 높이고 각성에 도움을 주기 때문이다. 근무시간 동안 일어나는 많은 상황들과 상호작용이 당신의 뇌를 곡선의 오른쪽으로 움직이게 한다. 뇌가 곡선의 가장 윗부분에 도달했을 때 당신은 최상의 집중상태에 이르게 된다.

하지만 어느 시점 전전두 피질에서 호르몬 분비를 증가시키는 어떤 일이 일어나 뇌를 곡선의 가장 위에서 오른쪽으로 밀어낸다. 이것은 스트레스로 이어진다. 이를 야기하는 일들은 과중한 업무, 동료와의 문제, 개인적 또는 회사의 나쁜 소식, 또는 단순히 짜증나는 메일이나 전화 통화가 될 수도 있다. 각성 곡선의 오른쪽에 있는 뇌는 투쟁 또는 도피를 할 준비가 되어 있고, 따라서 위협이 없을 때조차도 위협을 찾는 데 집중하기 시작한다. 이것은 뇌가 곡선의 윗부분이나 왼쪽에 있는 사람보다 예민하게 반응하면서 실제 상황보다 더 큰 문제로 의식하게 한다. 반면, 길고 재미없는 발표를 듣는 것처럼 지루한 일을 할 때 뇌의 각성은 낮아진다. 지루할 때 뇌는 새로움과 보상을 찾으려는 경향이 있다. 곡선의 왼쪽으로 옮겨가면, 뇌는 집중할 흥미로운 것들을 찾기 시작한다. 사람들이 시계나 휴대폰을 보기 시작한다면 당신은 그들이 각성이 낮아졌다고 판단할 수 있다.

즉 각성곡선의 왼쪽에 있을 때 뇌는 새로움과 보상을 찾고, 곡선의 오른쪽에 있을 때는 위협요소를 찾는데, 양쪽 경우 모두 집중을 할 수 없는 상태이다. 뇌가 곡선의 윗부분, 즉 성과달성 구역에 있을 때만이 모든 유혹을 견디고 눈앞의 일에 자발적으로 집중을 유지할 수 있다. 따라서 뇌를 각성 곡선의 윗부분에 더 오래 유지시킬수록 하루에 처리하는 일의 양과 질이 더 높아질 수 있음은 명백하다. 직원들의 뇌를 성과달성 구역에 더 오래 유지시킬수록 기업 전체의 생산성은 올라갈 것이다.

유혹과 업무성과

뇌가 각성 곡선의 양쪽에 있을 때에 쉽게 산만해지기는 하지만 그것이 정신을 분산시키는 유혹을 견딜 능력이 없다는 뜻은 아니다. 유혹을 견디는 뇌의 능력은 수십 년 동안 심리학자들의 흥미로운 연구주제였고 이에 대한 방대한 연구가 이루어졌다.

유혹을 이겨내는 능력에 관해 가장 알려진 연구는 1967년 스탠포드 대학에서 1,000명의 아이들을 대상으로 실시된 '마시멜로 실험'이다. 연구원들은 아이들 앞에 마시멜로를 하나씩 놓아주며, 20분 동안 혼자 있을 것이라고 말해 주었다. 그리고 20분 후 연구원들이 돌아왔을 때 마시멜로를 먹지 않고 있으면, 2개를 더 받게 될 것이라고 했다. 자기 제어에 대한 보상인 것이다.

아이들의 30% 정도는 내가 했을 반응을 보였다. 그들은 마시멜로를 즉시 먹어치웠다. 또 다른 30%의 아이들은 잠시 동안 마시멜로 주위를 맴돌며 놀다가 결국 먹어버리고 말았다. 하지만 나머지 아이들은 마시멜로를 먹는 충동을 견뎌 냈다. 그들은 당장의 만족을 참고 늦춘다면 더 큰 보상을 받을 것이라는 것을 알았고, 그것을 해냈다. 이것을 충동 억제라고 부른다.

이 연구에서 특히 흥미롭고 유용한 것은 이 아이들을 그 후 거의 50년 동안 관찰했는데 충동을 억제하는 능력을 보였던 아이들이 지속적으로 학업에서 가장 우수한 성적을 내고 삶에서도 성공한 것으로 밝혀졌다. 건강 또한 가장 양호한 것으로 나타났다.

누군가는 충동 억제가 유전적 산물이라고 말할 것이고 이 아이들은 유혹을 억제할 수 있는 능력을 가지고 태어났다고 말할 것이다. 이것은 어느 정도 사실일 수 있다. 하지만 어떤 어린이들은 타고난 운동신경을 갖고 태어났지만 그들이 모두 훌륭한 운동선수가 되는 것은 아니다. 반대로 운동신경을 덜 타고난 아이들도 최고의 운동선수가 되기도 한다. 집중력을 유지하고 산만해지는 것을 제어할 수 있는 뇌 속의 어떤 '장치'에 개인적 차이가 있는 것은 사실이다. 누구의 장치는 엄청나게 잘 돌아가고, 다른 누군가의 그것은 그다지 튼튼하지 못할 수도 있다. 하지만 좋은 소식은 우리에게 주어진 장치, 즉 타고난 능력이 무엇이든 그것을 더 발전시킬 수 있고 강하게 만들 수 있다는 것이다.

업무 수행에 중요한 기술인 집중력 유지와 함께, 충동의 통제와 관련된 뇌의 부분이 전전두 피질의 큰 부분을 차지할 것이라고 생각될 것이다. 이것은 사실이 아니다. 충동의 억제와 관련된

뇌의 부위는 사실 매우 작아서, 그들의 정확한 위치는 수십 년 동
안 과학자들의 추적을 교묘히 피해갔다. 하지만 신경촬영 기술의
발달로 이제 자기제어 센터가 어디에 위치해 있는지 밝혀지고 있
다. 이 센터는 내측 전전두 피질(Medial-prefrontal cortex), 안와전두
피질(Orbitofrontal cortex), 우측외배측 전전두 피질(Right-ventrolateral-
prefrontal cortex) 그리고 배외측전전두 피질(Dorsolateral prefrontal cortex)
과 같은 흥미로운 이름으로 불리는데, 모두 전전두 피질 내의 해부
학적 위치를 말한다.

　이 자기제어 센터는 충동을 억제하는 대뇌 변연계를 통과하는
뉴런 덩어리로 이루어져 있다. 충동은 변연계 노의 지시를 받는
데, 결과를 전혀 고려치 않고 충동적으로 행동하게 만들어 곤경에
빠뜨리곤 한다. 이 뉴런의 강도가 자기 제어 능력을 결정하는데,
이 발견은 이후 집중력 부족과 충동적 행동의 특징을 보이는 주의
력 결핍 과잉행동장애(ADHD)에 대한 통찰력을 제공했다. 2009년
학술지 '브레인 매핑'을 통해 연구원들은 ADHD를 가진 사람들의
뇌가 그렇지 않은 사람들의 뇌보다 자기제어 센터의 뉴런들 사이
의 연결이 현저히 적은 것을 발견하였다. ADHD를 가진 사람들이
충동을 잘 억제하지 못하는 이유를 보여주는 부분이다.

　이제 직장 환경의 맥락에서 생각해 보자. 직장에서 자기제어 센
터는 모든 유혹과 주의를 산만하게 하는 요소를 극복하고 충동을
억제하기 위해 과도한 시간 동안 작동한다. 짜증나게 하는 동료에

게 소리 지르고 서투른 인턴에게 화를 내거나 100번째 전화를 해대는 참을성 없는 고객의 말을 무시하고 싶은 충동을 참아낸다. 기획안을 쓰던 도중 직원휴게실에 가서 맛있는 쿠키를 모두 먹어버리거나 SNS를 하거나 인터넷 쇼핑을 하고 싶은 충동을, 지루한 발표를 듣는 동안 휴대폰을 보고 싶은 욕망을 모두 참아 낸다.

시간이 지나면서 자기제어 센터의 충동을 제어하는 능력이 저하되며 급격히 피곤해진다. 어느 정도가 되면 너무 지쳐버린 자기제어 센터는 작동을 멈춰버리고 뇌를 변연계에 따라 움직이게 만든다. 이때는 뇌가 각성 곡선의 어느 부분에 있냐에 따라 변연계 뇌는 보상을 찾거나 위협을 찾는다. 이럴 때는 짜증나는 동료, 인턴 그리고 고객들은 우리를 피하는 게 좋다. 혹은 쿠키를 모두 먹어치우고, 지루한 발표를 듣는 동안 휴대폰을 보거나 게임을 할 것이다.

희망은 있다. 2010년 캐나다 퀸스대학에서 쥐에게 자기제어 훈련을 시키고 뇌를 관찰하는 실험을 실시했다. 충동을 제어하는 과정을 통해 쥐의 뇌 속 뉴런 사이에는 강한 연결이 만들어지며 자기제어 센터의 능력이 더 강해짐을 발견했다. 이 결과는 선천적으로 약한 자기제어 능력을 가지고 태어났다고 해서 무조건 산만한 태도, 약한 충동 억제력 그리고 낮은 집중력을 갖게 되는 것은 아니라는 것을 보여 준다. 이제 우리는 쉬지 않고 몰려오는 직장에서의 스트레스에 백기를 들 필요가 없다. 운동으로 근육을 기르듯, 자기제어 능력도 훈련을 통해 충분히 기를 수 있기 때문이다.

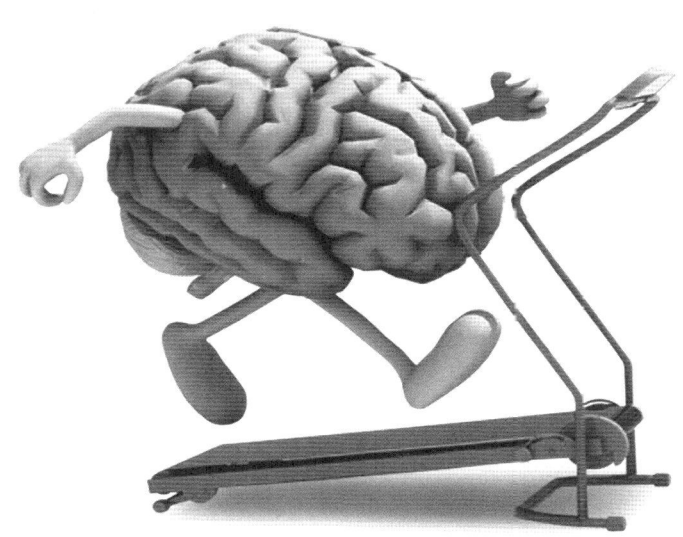

제7장

집중력 유지를 위한 전략

"시간이 없는 게 아니라 방향이 없는 것이 문제이다.
우리 모두에겐 하루 24시간이 주어졌다."

– 지그 지글러 –

생리적 요소는 우리 뇌가 각성곡선상 어디에 위치하느냐에 중요한 영향을 미치고, 자기제어 센터로 하여금 충동적인 행동을 제어하고 집중을 유지하게 하는 데 핵심적인 역할을 한다. 그리고 오랜 기간 동안 운동과 영양이 이에 미치는 강력한 영향에 대한 방대한 연구가 이루어졌다.

앞서 신경전달물질과 호르몬의 완벽한 조화가 이루어졌을 때 낮은 각성과 과잉각성 사이의 성과달성 구역인 '골디락스 존'에 위치할 수 있다고 설명했다. 여기에 운동과 영양이 생리적 상태에 어떠한 영향을 끼쳐 집중력을 유지하고 성과를 끌어 올리는 데 기여하는지 알아보겠다.

운동과 집중력 유지

4장에서 스트레스와 관련된 호르몬을 태워 제거함으로써 스트레스에 효율적으로 대처하게 해 주는 운동의 역할에 대해 언급했다. 호르몬의 균형을 맞춰 줌으로써 운동은 뇌를 과잉각성 상태에서 성과달성 구역으로 옮겨 놓는다. 흥미로운 것은 운동이 과잉각성을 줄이기만 하는 것이 아니라 뇌가 낮은 각성상태에 있을 때 각성을 높이기도 한다는 것이다.

운동을 할 때 몸과 뇌의 조직들은 더 많은 양의 산소와 포도당을 필요로 하며 이때도 역시 우리가 과잉각성 상태에 드는 걸 막아주는 호르몬이 작용을 한다. 아드레날린은 심장과 폐를 자극해 활동을 활성화시켜 주고, 코티졸은 간에서 글루코스를 배출해 에너지 원으로 사용하게 한다. 인체에 아드레날린과 코티졸 수치가 높아지면 자연적으로 뇌에도 이 수치가 높아지는데, 이는 각성곡선상에서 성과달성 구역에 진입하게 함으로써 집중력을 높여준다. 운동이 직장인으로 하여금 성과달성 구역에 오래 머물 수 있게 도와주는 강력한 도구인 것이다.

　운동의 다른 이점은 전전두 피질에 있는 자기제어 센터를 강화하는 것이다. 운동의 강도가 약간 불편함을 느낄 정도로 높아지면 우리는 충동을 받아들여 운동을 멈출지, 아니면 운동 강도를 낮출지, 아니면 계속 유지할지 스스로 선택해야 한다. 운동할 때 단련되는 자기제어 능력은 일상생활에 필요한 자기제어 능력과 정확히 일치한다. 이는 최근 영국의 엑스터대학과 카디프대학의 공동연구를 통해 확인되었다. 연구원들은 참가자들에게 신체의 움직임을 통해 자기제어를 하게 시킨 후 이어서 도박을 하게 했다. 그리고 신체적으로 자기제어 훈련을 했던 참가자들이 도박에서 충동적인 의사 결정을 하는 확률이 즉각적으로 줄었다는 사실을 관찰했다.

　마지막으로 짧은 명상이 충동적인 행동을 제어하는 데 효과가 있다는 것은 언급할 만한 가치가 있다. '마음 챙김 명상(mindfulness meditation)'은 참가자들이 호흡에 집중하면서 동시에 다른 생각에 사로잡히지 않도록 마음을 집중하는 명상의 간단한 형태이다.

2010년 노스캐롤라이나대학 연구팀은 책을 읽으며 휴식을 취하는 집단과, 네 번의 짧은 마음 챙김 명상을 한 실험 집단을 비교해 보았다. 두 집단의 참가자들 모두 인지능력 테스트를 받았는데 결과는 놀라웠다. 두 집단 모두 편안하게 휴식을 취했고 행복했다고 느꼈으나 명상을 한 집단의 인지 능력이 집중력이 그렇지 않은 집단에 비해 10배나 더 높았다. 운동과 명상이 충동을 억제시켜 주고 집중력을 향상시켜 주는 강력한 조합이라는 것이라는 사실을 알 수 있다.

집중력 유지를 위한 운동 전략

연구에 의하면, 마음 챙김 명상을 하는 동시에 숨을 헐떡거릴 정도의 운동을 병행하는 것이 이상적이다. 신체 운동과 명상 연습의 결합은 매우 강력하기 때문에 태극권이나 요가와 같은 운동은 집중력을 향상시키는 데 도움이 된다. 그러나 모두 사람이 이런 종류의 운동에 관심이 있는 것은 아니다. 이런 운동의 가장 큰 단점은, 운동의 효과를 보기 위해서 어느 정도 전문가의 지도가 필요하다는 점이다. 일반적으로 직장인들이 이런 운동을 배우기 위해 여가 시간을 할애하는 것은 매우 어려운 일이다.

기업 임원들을 코칭한 지난 몇 년 동안 나는 태극권이나 요가 같은 운동을 할 시간이나 용기, 혹은 욕구는 없지만 대신 어떤 형태의 신체적 활동을 할 마음의 준비가 되어 있는 사람들을 많이 접했다. 그래서 나는 걷거나, 뛰거나, 수영하거나 계단을 오르는 중에도 할 수 있는 집중력 유지 운동을 만들어냈다. 이 운동을 4차원 운동이라 부르겠다.

　몇 년에 걸쳐 집중력과 주의력을 길러주는 활동에 대한 많은 연구가 이루어졌다. 많은 사람들이 달리기, 자전거 타기, 수영, 걷기와 같은 지구력을 길러주는 전형적인 순환 운동이 최고라 믿는다. 이러한 운동이 순환 운동이라 불리는 이유는 팔, 다리가 같은 동작을 계속 반복하기 때문이다. 순환 동작은 강력한 항우울제 역할을 하는 신경전달 물질인 세로토닌의 생성을 촉진시킨다. 세로토닌이 적게 분비되면 사람들은 우울해지고, 충동적인 행동을 하고 싶어지고, 많이 분비되면 행복하고 차분해진다.

　2008년 '공격성과 행동'이라는 학술지 리뷰를 통해 저자는 전전두 피질에서 세로토닌이 도파민의 충동적인 영향을 조절한다고 설명했다. 도파민은 기분을 조절하는 또 다른 신경전달물질이다. 제어장치가 없으면 도파민이 지나치게 분비되는데, 이는 뇌의 주의를 분산시킬 가능성을 높인다. 뿐만 아니라 지나친 도파민의 분비가 일어나면 세로토닌과 도파민의 불균형으로 인해 불필요한 위협요인을 찾아 충동적이고 공격적인 행동을 야기하기도 한다. 그러므로 세로토닌은 충동적인 행동의 강력한 중재자이다. 그리고 지구력 연습이 뇌에서 세로토닌의 생성을 촉진시킨다는 사실이 연구를 통해 증명되었다.

지구력을 길러주는 22가지 도전 중에서 눈길을 끄는 것은 장시간 운동을 하는 데 필요한 집중력을 유지하는 것이 매우 어렵다는 점이다. 만약 이미 집중력에 장애가 있다면 지구력 운동은 뇌에게 진정한 도전이 될 것이다. 특히 뇌가 각성 곡선의 양쪽에 있는 것에 익숙해진 상태라면 더더욱.

운동하는 동안 집중력을 유지하기 위한 훈련 중 하나는 뇌에게 잠깐 동안 각성 곡선의 정상에 이르게 한 다음, 그 직후 이완할 수 있는 회복 시간을 주는 것이다. 운동 과학에서 우리는 인터벌 트레이닝을 통해 마라톤 선수들을 훈련시켰다. 선수들에게 짧지만 매우 고강도의 운동을 하게 한 후 회복시간을 갖게 하는 것이다. 이 전력운동 후 회복 사이클은 몇 차례 반복된다. 집중력 유지를 위해 훈련할 때도 같은 원리를 적용할 수 있다. 집중력 유지를 위한 인터벌 훈련이 운동과 병행되어 우리의 뇌가 집중 상태를 벗어날 수 있는 회복 기간 또한 같이 주어졌다

인터벌 운동의 길이는 당신이 얼마나 집중력을 유지할 수 있는가에 달렸다. 운동하는 동안 종종 당신의 마음은 흔들릴 것이다. 하지만 괜찮다. 집중력 유지훈련은 당신의 마음이 흐트러지기 시작하는 부분을 인지하는 능력도 길러주기 때문이다.

4차원 훈련은 단순히 말하자면 우리의 내면세계와 외부세계에 주의를 기울이면서 동시에 걷거나, 뛰거나 자전거를 타는 것을 의미한다. 외부세계는 3차원의 세계이고 내면세계, 즉 우리 몸속과

마음속이 더해지며 4차원이 되는 것이다. 여기서 제시하는 4차원 훈련은 3분의 인터벌 운동과 1분의 휴식을 포함하고 있다. 이 훈련에서 우리는 걸을 것이다. 그러나 인내를 요하는 다른 형태의 운동으로도 가능하다. 만약 당신이 숙련된 운동선수라면 아마 고강도의 인터벌 운동과 짧은 휴식으로 이 훈련을 구성할 것이다. 자, 가자!

당신이 적당히 힘들다고 느끼는 안정된 페이스를 찾는 것이 우선이다. 당신은 걷는 동안 짧은 문장을 말할 수 있을 정도로 충분한 호흡을 할 수 있어야 한다. 하지만 그 호흡은 셰익스피어의 '맥베스'의 전체 구절을 낭독할 수 있을 정도로 충분해선 안 된다.

타이머로 설정한 '3분 운동 – 1분 휴식'의 템포를 유지하라. 3분 동안 걸으면서 집중한 후 1분 동안 마음이 가는 대로 풀어주기 위한 시간을 갖는 것이다. 음악은 방해될 수 있기 때문에 이 운동을 하는 동안에는 피한다. 타이머가 있으면 도움이 된다. 운동 방식은 각각의 3분 동안 당신의 오감 및 자기수용 감각 중에 하나의 감각에만 집중하는 것이다. 시각부터 시작해서 청각, 후각, 미각, 촉감, 자기 수용 감각의 순서로 진행한다. 마지막에는 이 모든 감각들을 동시에 사용하는 것으로 마무리한다.

각 감각에 집중할 수 있는 방법을 좀 더 자세히 알아보자.

시각: 처음 삼 분 동안 걸으면서 눈에 보이는 모든 물체에 집중하라. 먼 곳에 있는 물체부터 시작해서 그 물체를 세부적으로 볼 수 있도록 노력하고, 점점 가까이에 있는 물체로 시선을 옮겨와 그 물체의 최대한 세부적인 부분까지 볼 수 있도록 노력한다. 다음으로는 당신이 볼 수 있는 최대한 많은 색깔에 집중하라. 이런 식으로 시각에 집중한 3분이 지나면, 걷는 속도를 유지한 채로 그 후 1분간은 자유롭게 마음이 가는 대로 둔다.

청각: 두 번째 삼 분 동안은 들리는 것에 집중하라. 크고 명확한 소리보다는 바람소리나 새가 지저귀는 소리, 먼 곳에서 아이들이 노는 소리와 같은 희미한 소리에 집중하라. 소리가 어느 방향에서 들리는지 판단해 보고, 모든 방향에서 오는 소리, 특히 뒤쪽에서 오는 소리를 듣도록 집중해 보자. 이 훈련은 인지 능력을 높여줄 뿐만 아니라 공간 지각 능력을 강화시키는 데 매우 효과적이다. 3분 후 걷는 속도를 유지하면서 다시 1분 동안 집중을 푸는 시간을 갖는다.

후각: 이번에는 삼 분 동안 냄새를 맡을 수 있는 것에 집중하라. 코를 통해서 깊은 숨을 들이마시고 가능한 한 모든 향을 맡기 위해 노력하라. 나무, 식물, 요리, 배기가스, 빨랫비누 등등 무엇이든. 주변의 모든 냄새가 뒤섞인 향기의 칵테일을 느껴본다. 그리고 3분 후 다시 감각에 대한 집중으로부터 벗어나 1분간의 휴식을 갖는다.

7. 집중력 유지를 위한 전략

미각: 맛은 좀 힘들 수 있다. 건포도와 같은 간단한 한 가지 식품을 삼 분 동안 입에 담고 있는다. 걸어가는 동안 당신의 혀 위로 건포도가 움직이는 것부터 입 안에서의 움직임까지 충분하게 다양한 맛을 경험하기 위해 노력한다. 온 신경을 입 안의 세부적인 느낌 하나하나에 집중한다. 걸으면서 다른 식품으로 맛을 보아도 된다. 단 가공되거나 포장되어 있지 않은 건강하고 신선한 식품으로 맛을 시험해 볼 것을 권한다. 가공·포장된 것들은 주로 미각 훈련을 망치는 첨가제를 포함하고 있기 때문이다. 또한 첨가제는 식품 본연의 맛에 대한 뇌의 수용 기능을 무뎌지게 만들기도 한다. 3분 후 감각에 대한 집중으로부터 벗어나 1분간의 휴식을 갖는다.

촉각: 삼 분 동안 바람이 피부를 스치는 느낌과 옷이 신체에 닿는 느낌에 집중하라. 산들바람이 머리카락을 스쳐 지나가는 느낌, 얼굴로 느껴지는 맑은 날이나 비 오는 날의 감각 등이 어떤지를 느껴본다. 공기의 차고 따뜻함, 발아래 땅의 느낌까지. 3분 후 다시 1분간의 휴식을 갖는다.

자기 수용 감각(신체 내부의 감각): 많은 사람들에게 이것이 가장 힘든 훈련일 수 있다. 대부분 우리의 감각들은 밖을 향하며 우리 신체 외부적인 것에 집중한다. 따라서 내적인 부분에 집중하는 것이 힘들 수 있다. 호흡을 깊게 하여 폐까지 공기가 들어가는 것에 집중하는 것에서 시작하라. 그런 후 땅에 닿아 있는 발과 그 면적을 각각 상상해 보아라. 마지막으론 심장이 온몸으로 혈액을 밀어내며 생기는 맥박을 느끼도록 집중한다. 3분 후 1분간의 휴식을 갖는다.

모든 감각의 조화: 마지막 3분 동안은 고양된 당신의 모든 감각들을 심포니처럼 동시에 사용한다. 충만하고 정교하면서 독특한 당신과 당신을 둘러싼 세계의 구성을 느끼는 것이다. 걷는 동안 가능한 많은 내적 환경과 외적 환경을 함께 받아들이도록 노력하라. 이는 깊은 감각 경험이다. 모든 여섯 가지의 고양된 감각들에 대한 자각은 바깥 세계를 경험할 수 있는 더 큰 문을 만들어 주는 훌륭한 집중 훈련이다. 3분 후 역시 1분간의 휴식을 갖는다.

훈련 자체가 뇌 건강과 뇌 기능 향상에 좋은 전략이지만, 운동을 하는 동안 뇌를 활성화시켜 근육을 단련하는 것과 같은 방법으로 뇌를 더 높은 수준으로 단련시킬 수 있다. 목표가 분명하고 지속적인 연습은 한 번에 한 가지 일에만 집중하는 능력을 유지하게 하는 뇌 기능을 점점 향상시킬 것이다.

운동을 하는 동안뿐 아니라, 우리 삶의 다른 상황, 즉 직장과 같은 곳에서도 의식적으로 최대한 성과달성 구역에 머물도록 도전하는 것이 중요하다. 이러한 확장연습은 운동을 통해 단련된 신경세포가 운동과 관련 없는 다른 상황에서도 작용할 수 있게끔 도와준다. 예를 들면 이메일을 쓰는 중에 전화가 울리면 전화가 보이스메

일로 넘어가도록 하고 메일을 다 쓰기 전까지 전화로 집중이 흐트러지지 않도록 하는 것이다. 이와 같은 간단한 전략은 4차원 훈련을 통해 형성된 신경세포 간의 연결을 견고하게 하는 데 도움을 준다. 이 연결은 집중력 유지에 필수적이다.

영양과 집중력 유지

오늘날 대부분의 사람들은 우리가 먹는 식품이 집중력에 장·단기적으로 영향을 미친다는 사실을 알고 있다. 식품이 우리의 뇌에 어떤 영향을 미치는지 표현하는 말들도 있다. 탄수화물 식곤증(Carb coma), 당분 후유증(Sugar crash), 카페인 각성효과(Caffeine rush), 초콜릿 흥분효과(Chocolate high) 등이 그 예이다. 이들 중 대다수는 보통 즐겁고, 스트레스를 해소해주는 단기적인 효과를 표현하고 있다. 이 말들은 우리가 선택하는 식품이 일정시간 집중력을 유지하는 데 영향을 줄 수 있음을 보여주는 예이다.

영국 사우스 햄프턴 대학의 2007년 연구에서 연구자들은 가공식품의 착색제나 첨가물이 3세에서 8세 아동들의 주의력결핍 과잉행동장애(ADHD) 증상을 촉진시키는지에 대한 연구를 진행했다. 그 결과 소디움 벤조나이트와 같은 많은 식품 착색제들이 집중력에 엄청난 영향을 미친다는 사실이 밝혀졌다. 소디움 벤조나이트는 청량음료, 과일 주스, 잼, 젤리, 새콤한 사탕과 샐러드드레싱과 같은 산성의 식품에 보존제로 자주 사용된다. 시중에 가공된 많은 식품에 인공 착색제가 들어가 있다. 색이 선명할수록 더 많은 인공 착색제가 포함되어 있다.

또한 이 연구팀은 식품에 대한 민감도가 사람마다 다르기 때문에 같은 식품이라도 어떤 사람에게는 미미한 영향을 주지만 어떤 사람에게는 뇌의 히스타민 수치가 증가해 심각한 알레르기 반응을 일으킬 수 있다고 밝혔다. 히스타민은 주로 알레르기와 관련되어 있는 것으로 신체에 영향을 미치는 것뿐 아니라 강력한 뇌 자극제이다. 감기나 알레르기 약으로 항히스타민제를 먹었을 때 사람들이 졸려 하는 이유이다.

이는 식품이 사람의 각성 상태에 직접 영향을 미침을 보여준다. 우리가 매끼 식사로 먹는 것, 혹은 그 사이사이 먹는 간식들도 뇌의 각성 상태에 영향을 미칠 수 있다. 업무성과를 높이고 싶은 사람이라면 적절한 식품 선택은 필수적이다. 다음으로는 어떤 식품이 성과달성 구역을 극대화하고 각성 곡선의 양 바깥쪽 범위를 최소화하는지 알아보자.

집중력 향상을 위한 영양 전략

식품과 집중력의 관계는 좋은 식품을 먹거나 해로운 식품을 피하는 것으로 충분히 설명될 수 있다. 세계적으로 현대인의 식사에 많은 가공 식품들이 포함되는 추세이다. 이러한 식품들은 대부분 화학 물질과 첨가제를 포함하고 있어 앞 장에서 봤듯이 뇌의 조절 능력에 해로운 영향을 미친다. 어떤 식품은 평범한 사람들에게 해가 되지 않기도 하지만 민감한 사람들에게는 나쁜 영향을 미친다. 어떤 식품은 영양가도 낮으면서 집중력을 저해하기도 한다. 나아가 영양가 없는 이런 식품들은 불필요한 열량 섭취를 낳고 결과적으로 체중 증가로 이어진다. 체중 증가는 그 자체로 기분과 자존감 그리고 주의력에 부정적인 영향을 미칠 수 있다.

그렇기 때문에 가공 식품의 섭취를 피하고 유기농 과일, 야채, 견과류와 같은 영양가 있고 좋은 품질의 식품을 섭취하는 것은 뇌의 조절 기능을 보호해 주며 항상 깨어 있고 활동적인 상태를 유지하게 도와준다.

한편 특정 영양소들은 집중력 향상과 주의력 유지에 매우 도움이 된다. 오메가3 지방산, 비타민 B, 칼슘, 칼륨 그리고 아미노산 트립토판이 바로 그것이다. 오메가3 지방산은 주로 연어나 고등어 같은 냉수성 어류에서 찾아볼 수 있다. 견과류, 씨앗류, 아보카도에도 많이 함유되어 있는 뇌의 필수 지방산이다. 2010년 생명 연장 학술지에 실린 글에서 율리우스 고엡 박사는 오메가 지방산은 강력한 항우울제, 항염증제, 신경보호제로서 뇌에 이로운 영향을 많이 미친다고 설명했다.

특히 오메가3의 섭취는 신경세포 간의 연결을 증가시킨다. 집중력 결핍 장애를 겪고 있는 사람들은 집중력을 담당하는 뇌 영역의 연결이 약한 경향이 있는데 충분한 오메가3의 섭취가 주의력 결핍을 극복하는 데 도움이 될 수 있다. 이 연구는 장기적인 오메가3 섭취가 집중력 향상으로 이어지는 것을 증명하기 시작했다.

나의 멘토 중 한 분인 로이 슈가맨 박사는 집중력 결핍 장애부터 우울증까지 많은 환자들을 30년 이상 담당한 신경의학 부문의 세계적 권위자이다. 슈가맨 박사는 마지막 수단으로만 약을 처방하고, 최대한 식이요법과 운동을 통해서 치료를 하는 통찰력 있는 의사 중 한 분이다.

최근 슈가맨 박사와 모닝커피를 마시며 내가 가장 좋아하는 주제인 신경과학과 건강에 대해서 이야기했다. 그는 많은 환자들에게 첫 치료약으로 오메가3 생선 오일을 처방하는데 환자들이 놀라운 결과를 보여주고 있다고 한다. 하지만 그는 오메가3 섭취량은 일반 의약품을 자가 처방함으로서 정하는 것보단 전문의에 의해서 처방되어야 한다고 주장한다. 사람에 따라 섭취해야 하는 양이 크게 달라지기 때문이다.

의학적인 적용을 논외로 하더라도 오메가3 지방산은 우리의 식생활에 필수적이다. 충분한 양을 섭취하면 집중력 향상에 도움이 될 뿐만 아니라 노화로 인한 인지 능력 감소까지 방지해 주기 때문이다. 카즈히로 다나카 박사가 2012년 발표한 오메가3와 신경기능에 대한 글은 이 상관관계를 보여주었다.

한편 B6, B12와 같은 몇몇 비타민 B는 뇌의 에너지 생산에 관여한다. 비타민 B 나이아신과 엽산은 기분을 좋게 만들어 준다. 이런 비타민들은 많은 자연 식품에서 찾아볼 수 있는데 통밀, 귀리, 콩류, 렌틸 콩, 고구마 등이 그 예이다.

칼슘은 대개 뼈 건강에 좋다고 알려져 있다. 뿐만 아니라 칼슘은 신경세포 간의 효과적인 교류에 있어서도 필수적이다. 칼슘과 칼륨은 다양한 뇌 영역들을 이동할 수 있게 하는 전도체로서의 역할을 한다. 이 영양소들이 꾸준히 공급되지 않는다면 뇌의 자기 통제 센터에 있는 신경들은 급속도로 힘을 잃게 될 것이다.

그리고 우리는 앞서 간단히 운동과 뇌의 세로토닌 간의 관계를 다루었다. 트립토판은 세로토닌의 생산에 필요한 아미노산이다. 알려진 것과 달리 연구자들은 칠면조 고기와 같은 고단백식품의 섭취가 트립토판을 뇌에 공급하는 데 효과적이지 않다고 밝혔다. 우리 신체는 고단백질의 식품에서 트립토판보다 다른 필수아미노산들을 더 선호하고 흡수하기 때문에 트립토판이 뇌에 잘 공급되지 못한다. 그러나 케일, 아보카도, 병아리콩과 같이 단백질 함유량은 낮지만, 트립토판 함유량이 높은 식품들은 트립토판을 뇌에 공급하는 데 도움을 준다.

뇌에서 세로토닌의 분비를 촉진시켜 주는 검증된 다른 식품은 바로 유제품이다. 단 유제품을 섭취할 때 당신이 우당을 소화할 수 있어야 하고 공장이나 가축 사육장이 아닌 초원에 방목된 소들로부터 유기농 생산된 유제품을 섭취해야 한다. 공장이나 가축 사육장에 있는 소들은 보통 소의 성장을 위한 항생제나 스테로이드, 성장호르몬, 옥수수 사료와 같은 것을 섭취하게 된다. 이러한 약품들이 우유에 검출되면서 사람의 건강에 영향을 미칠 수 있다는 연구 결과가 있다. 이는 항생제에 대한 내성 역시 강화시킨다. 반면 풀을 먹고 초원에서 행복하게 자란 소들은 다량의 트립토판을 함유하여 집중력 향상을 도와주는 고품질의 우유를 생산해 낸다.

집중력 유지에 도움이 되는 다른 식품으로는 페퍼민트 차가 있다. 이 차가 알츠하이머의 발병을 억제하고 인지 기능 향상을 도와준다는 연구 결과가 있다. 유기농으로 생산된 커피 역시 집중력과 단기 기억력 향상에 도움이 된다. 만약 당신이 커피를 마신다면 우유나 설탕을 첨가하여 하루 칼로리 섭취 권장량을 넘지 않도록 주의해야 한다. 또한 한 잔 이상 마시는 것은 당신의 신경계에 과한 자극이 될 수 있다. 뇌가 활성 곡선의 오른쪽으로 이동하게 되는 것이다.

아미노산 리신과 아르기닌을 포함한 식품 역시 집중력을 향상시켜 주고 긴장감을 줄여주는데, 생균성분이 함유된 그릭 요거트와 계란, 브로콜리, 렌틸, 바나나, 복숭아 등이 리신과 아르기닌이 많이 함유된 식품들이다. 아르기닌은 질산을 포함하고 있어서 혈관을 이완시켜 혈압을 낮추어 준다. 이로 인해 뇌의 혈액 순환이 좋아진다. 귀리나 퀴노아, 호두와 호박씨가 아르기닌이 많이 함유된 식품이다.

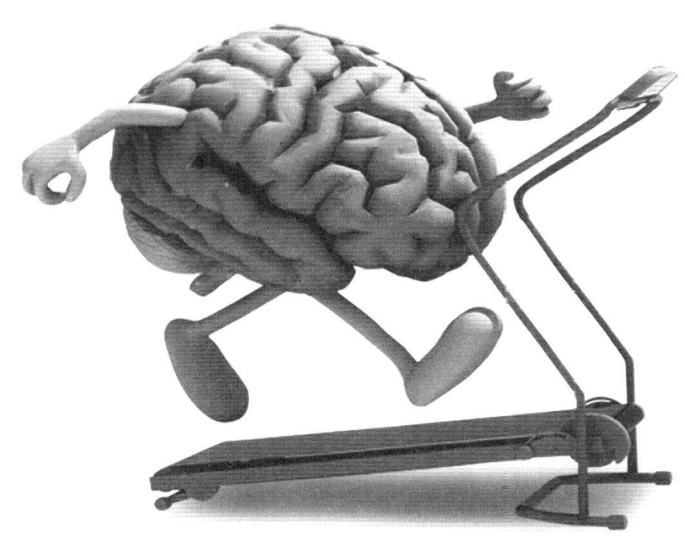

제8장

집중력에 관한 사례 연구

"내가 과연 할 수 있을까 하는 의구심보다는
간절히 원하는 것에 초점을 맞춰라,
그러면 꿈은 스스로 이루어질 것이다.
얼마나 쉽게 이루어지는지 놀랄 정도로.
의구심은 원하는 것을 따라잡지 못한다.
당신이 그렇게 만들지 않는 이상."

− 마샤 위더 −

제니퍼는 대형 금융기관의 IT 팀장이다. 그녀는 분석적이고, 지식이 풍부하며 뛰어난 대인관계 능력을 지니고 있다. 결혼을 하지 않았고 아이도 없기 때문에, 제니퍼는 그녀의 일에 모든 에너지를 쏟아부을 수 있었다. 비교적 짧은 기간 내에 그녀는 홍콩에 있는 고급 임원자리로 승진했다. 빠른 승진으로 그녀는 의도치 않게 그녀보다 훨씬 더 경험이 많은 동료집단에 속하게 되었다.

그녀는 항상 맡은 일을 '해 내는' 사람이라는 본인의 평판에 자부심을 가졌다. 이 평판으로 인해 뉴욕의 본사는 제니퍼에게 추가적으로 새로운 일을 맡겼다. 그녀의 지점에서 일어나는 모든 거래의 승인을 담당하도록 한 것이다. 이 추가적인 권한은 직장에서 긴장감, 적대감 그리고 구설수를 야기했다. 많은 고위 임원들이 그녀에게 새롭게 부여된 권한을 존중하려 하지 않았기 때문이다. 그녀에 대한 험담과 동료들의 반발은 이미 과중한 업무에 압박을 더하기 시작했다.

제니퍼는 적대적인 동료들을 상대하면서 지점에서 일어나는 거래를 모니터하고, 그녀 본래의 임무를 수행하는 것까지 더해 이 모든 것을 멀티태스킹 하려 고군분투했다. 그녀는 더 일찍 출근하고 더 늦게 퇴근하여 이 난제를 정면 돌파하려 했다. 또한 업무를 자주 집에 가져가 하기 시작하였다. 한때 그녀는 늘어가는 업무를 그녀의 능력과 권한의 증거로 생각하며 즐겨왔지만, 점점 커져가는 압박감으로 지쳐가자 일을 처리하는 것이 점점 힘들어졌다.

저녁 늦게 마침내 퇴근을 한 그녀는, 호화로운 레스토랑에서 고

지방 음식을 먹는 것에 위안을 느꼈고, 와인 한 병씩을 즐기기 시작했다. 결과적으로, 지난 1년간 그녀의 몸무게는 엄청나게 불었고 그녀는 신체적으로 쉽게 피곤함을 느꼈다. 심지 어 그녀는 지하철로 사무실을 오가는 것과 같은 아주 간단한 일에도 쉽게 지쳤다.

제니퍼는 처음 에너지와 몸무게 조절을 위해 나에게 연락해 왔다. 그녀는 늘 피곤해 있는 것에 대해 큰 스트레스를 받고 있었다. 그녀와의 첫 미팅에서 가장 먼저 얘기했던 것은 물론 영양과 운동에 관한 것이었다. 하지만 처음부터 이 주제에 대해 그녀의 저항에 부딪혔다. 그녀의 막대한 업무량과 긴 업무시간 때문에 제니퍼는 언제 운동을 해야 하는지 알 수 없었다. 또한 야식을 먹는 습관이 그녀가 행복을 느끼는 유일한 순간이었기 때문에 이것 또한 쉽게 포기하려 하지 않았다. 제니퍼에 의하면, 이 '보상'은 그녀가 업무시간 동안 기대하는 유일한 것이라고 했다. 맛있는 식사와 와인에 대한 생각은 그녀가 계속해서 일을 하기 위해 찾아야 하는 추가적인 동기부여였다.

단순히 운동에 관한 생각과 영양에 대한 주제만으로도 제니퍼의 뇌를 과도각성 상태에 빠뜨려 놓기에 충분했다. 각성 곡선의 오른쪽에 있는 뇌로 인해 그녀는 해결 방법보단 문제 상황에 더 집중하기 시작했다. 그녀의 뇌를 각성곡선의 성과달성 구역으로 옮겨놓기 위해 나는 직장에서 그녀가 어떻게 에너지를 관리하는지에 대한 것으로 대화 주제를 바꿨다. 그녀에게 매일매일의 직장생활이 어떤지 이야기하도록 했다. 그녀가 매일 달성해야 하는 목표, 대략적인 스케줄 그리고 매일 완수하는 업무 등을 알고 싶었다.

그녀는 일주일 전 어느 날을 회상했다. 그녀는 그날 회계 감사의 결과를 가지고 천 단어가 넘는 보고서를 작성해야 했다. 두 개의 회의도 보고서 마감일과 겹쳐 있었다. 그뿐 아니라 그녀의 사무실을 왔다 갔다 하며 시간과 에너지를 뺏어가는 직원들뿐만 아니라 처리해야 할 많은 메일도 있었다.

그녀의 하루는 보통 30분에서 1시간 정도 이메일을 확인하고 답장하며 시작한다. 나는 그녀에게 오로지 이메일에 집중하며 시간을 보내는지, 혹은 가끔씩 주의를 분산시키는 다른 일도 하는지 물어보았다. 그녀는 이메일을 확인하는 동안 친구들과 가족에게서 온 문자에 답장을 하기도 하고, 종종 그들이 어떻게 지내는지 확인하기 위해 페이스북을 켜놓기도 한다고 했다. 아침시간이 흘러가는 동안 제니퍼가 보고서 작성에 집중하려고 해도 페이스북이 열려 있었고 그녀는 계속해서 그것을 확인했다. 그녀는 또한 문자를 받고 다른 문제에 관해 직원들과 두 번의 대화를 했다.

그녀는 오전 10시에 첫 번째 회의로 한 시간 반 정도를 소비했고 그 이후 다시 보고서에 집중했다. 제시간에 마치기 위해 그녀는 점심을 거르고 오후 2시가 되어서야 보고서를 완성할 수 있었다. 이어서 곧바로 두 번째 회의를 끝내고 3시쯤 그녀는 다시 사무실로 향하던 도중 종종 그랬듯 간식을 먹기 위해 직원 휴게실에 들렀다.

그 시각쯤에 늘 그녀는 매우 허기지고 지쳐 있기 때문이다. 그녀의 간단한 간식은 주로 고지방의 크림과 설탕이 가미된 커피 한 잔과 휴게실에 있는 쿠키나 케이크 등이었다.

그녀는 그 후 지점 거래 모니터 일을 시작했다. 이 일은 확인 전화와 함께 많은 이메일 작성이 필요했다. 자료를 요구하는 다섯 개의 메일을 보낸 후, 그녀는 확인을 요청한 동료들로부터의 답장을 받기 시작하였다. 이것은 그녀가 특히 더 힘들어하는 일이었다. 동료들은 종종 그녀에게 간단하게 자료를 주거나 자료 제출이 늦어진다는 양해를 구하기보다는 왜 그 자료가 필요한지를 물어봤다. 그 시간 즈음이면 제니퍼는 이 모든 일을 처리하는 데에 자제력을 잃어가고 있었다. 그녀의 이메일은 점점 더 짧아졌고 문구는 권위적으로 변했다. 일부 동료들은 이에 잘 답변했지만, 다른 이들은 훨씬 부정적으로 답변하거나 아예 답장을 하지 않았다. 이런 과정은 보통 몇 시간 동안 지속되었다. 모두가 퇴근을 할 즈음, 제니퍼는 여전히 거래 모니터를 위해 필요한 자료를 모으려고 노력하고 있었다.

완전히 지친 상태로 그녀는 스스로 무능하다고 느끼며 밤늦게 사무실을 빠져나왔다. 일을 다 끝내지 못했다는 불안감은 피로와 함께 가중되었다. 이런 감정은 집으로 향하기 전, 맛있는 식사와 와인이 있는 조용한 레스토랑으로 그녀의 발길을 이끌었다.

제니퍼의 행동 전략

제니퍼의 하루는 페이스북, 컴퓨터와 휴대폰 동시에 사용하기, 점심식사 거르기 그리고 예기치 않은 대화와 감정을 소비하게 하는 이메일 등과 같은 에너지를 빼앗아가는 많은 요소들로 가득 차 있었다. 이것을 그녀에게 인식시킨 후 우리는 우선순위를 다시 설정하고 집중력을 강화하여 그녀가 어떤 일을 하다가 쉽게 다른 일로 주의를 뺏기지 않도록 하기로 했다. 우선 한 번에 하나의 의사소통 도구만을 사용하기로 했다. 만약 컴퓨터를 하고 있다면, 휴대폰을 꺼 놓는 것이다. 컴퓨터에 여러 개의 창을 띄워놓는 것 또한 집중에 방해가 되기 때문에 페이스북에서 새로운 소식을 보고 싶은 유혹을 참고 한 번에 하나의 페이지만 띄워 놓기로 했다.

뿐만 아니라, 제니퍼는 각성상태를 알려주는 속도계가 그녀의 이마에 있다 상상하며 현재 뇌의 각성 상태를 측정하는 방법을 배웠다. 그녀의 각성이 저하되며 페이스북과 같이 새로운 것을 찾기 시작하는 자신을 느끼면, 새로운 것을 하는 대신 하던 일을 마치고 홀가분해하는 자신을 상상하였다.

그녀는 또한 비협조적이라고 느낀 동료들과의 이메일을 주고받을 때처럼, 언제 그녀의 뇌가 과도각성 상태에 있는지 알아야 할 필요가 있었다. 그녀가 좌절하고 화가 난다고 느끼는 그 순간, 제니퍼는 이메일을 더 이상 보내지 않는다. 각성상태를 왼쪽의 성과 달성 구역으로 보내기 위해 심호흡을 하며 흥분을 가라앉히고 몇

분 동안 눈앞에 있는 내·외부 환경에 집중하는 법을 배웠다. 이것은 그녀의 머릿속에서 일어나고 있는 성난 대화를 조용히 시키는데 도움을 주었을 뿐 아니라, 더 이상 이메일을 보내지 않음으로써 상황을 더 악화시키는 것을 막았다.

마지막으로 제니퍼는 여러 가지 일을 동시에 하기보다는 한 가지 일에 집중하기로 했다. 동료들이 그녀의 사무실을 들어왔다 나갔다 하며 집중을 방해하는 시간을 최소화하기 위해서, 동료들과의 '사회생활 시간'을 계획하여 할당하는 것도 포함했다.

제니퍼의 운동 전략

그녀는 바쁜 하루 일과 중 운동에 시간을 할당하는 것을 불안하게 여겼기 때문에, 대신 회사에서 하루에 걷는 걸음 수를 측정해주는 만보기를 착용하기로 했다. 첫 주에 그녀가 기록한 걸음 수는 하루 1,500보 정도로 매우 낮았다. 이 기준치로 우리는 그 다음 주에 걸음 수를 증가시킬 계획을 세웠다. 그녀는 일주일에 500보, 또는 하루에 100보 정도 걸음 수를 늘리는 것이 가능하다고 했다. 그녀는 또한 매일 점심시간에 산책을 하기로 했다. 처음에는 이전 장에서 언급했던 1분 동안 집중하고 1분 동안 휴식하는 집중력 강화 운동을 했다. 그리고 매주 30초씩 집중하는 시간을 늘려 나갔다.

제니퍼의 영양 전략

제니퍼의 문제 중 하나는 그녀가 아침에 배고픔을 느끼지 않기 때문에 매일 아침식사를 거른다는 것이었다. 더군다나 그녀는 점심을 먹기에는 너무 바빴다. 영양에 대해 이야기하면서 규칙적인 식사를 통해 그녀의 뇌에 연료를 공급할 필요가 있다는 것이 분명해졌다.

그래서 그녀는 아침과 점심식사를 하는 데 어려움이 있더라도 거르지 않고 먹기로 했다. 아침식사로 제니퍼는 오트밀 또는 베리 종류의 열매와 함께 그릭 요거트를 먹었다. 점심으로는 샐러드 혹은 오메가3 지방이 함유된 아보카도나 연어가 들어간 통밀 샌드위치를 회사로 가져와 사무실에서 먹었고, 점심시간을 활용해 산책을 했다. 또한 오후 시간에는 뇌에 에너지 공급을 도와주는 생 아몬드 또는 과일과 같은 간식을 먹었다.

처음에 그녀는 저녁 식사나 음주 습관에 변화를 갖는 것을 거부하였다. 그래서 우리는 그녀가 원할 때만 좀 더 건강한 식단을 선택하기로 했다. 그리고 우선은 가장 큰 변화를 가져다줄 아침과 점심식사, 간식에 집중하기로 했다.

결과

처음 삶의 방식에 변화를 가져오는 것은 제니퍼에게 큰 도전이었다. 첫 한두 주 동안 그녀는 종종 옛날 습관으로 돌아가려 하는 자신을 느꼈다. 하지만 코칭 기간 동안 제니퍼는 작은 승리들에 집중하는 법을 배웠고, 스스로 이룬 성취에 감사하고 만족하게 되었다.

그녀는 운동이 생각했던 것보다 훨씬 쉽다는 것을 깨달았고, 이런 깨달음은 그 나름대로 큰 수확이었다. 제니퍼는 오후 산책 동안 했던 집중력 훈련을 특히 즐겼는데, 이는 그녀를 진정시키는 효과까지 가져다주었다.

제니퍼는 하루에 걷는 양을 몇 주 동안 꾸준히 늘렸고, 회사생활에 점점 더 통제력이 생긴다고 느끼기 시작했다. 이제는 그녀를 더 피곤하게만 만들었던 늦은 밤의 식사를 기다리는 것보다 오후의 에너지 넘치는 산책을 더 기다리고 있다는 것도 느꼈다. 한 달이 지난 후, 제니퍼는 하루에 6,000보를 걸었고, 식사와 수분 섭취에 훨씬 더 성실하게 임하고 있었다. 그녀가 느끼는 침착함과 자기 통제력은 동료들과의 대화에서도 큰 도움이 되었다.

제니퍼는 이 침착함이 흥미로운 효과를 가져온 것을 발견했다. 동료들이 그녀의 자료 요청에 눈에 띄게 협조적으로 변한 것이다. 과거 동료들은 그녀의 지치고 과도각성 상태인 뇌가 보내는 무례할 정도로 짧은 이메일에 더 반항적으로 반응했다면, 그녀가 편안해지고 난 후, 동료들의 반응 역시 협조적으로 변한 것이다. 이것이 그녀의 거래 모니터 업무의 효율성을 엄청나게 높였음은 말할 나위가 없다.

두 달이 지나자, 제니퍼는 더 이상 늦은 저녁 식사를 자주 하지 않았고, 많은 양의 와인을 마시는 것도 멈췄다. 그녀는 늦은 저녁 시간 과식과 지나친 음주가 다음 날 업무에 직접적으로 영향을 끼친다는 것을 인정했다.

이 모든 것의 또 다른 긍정적인 효과는 제니퍼의 몸무게가 줄기 시작했다는 것이다. 살을 빼려고 그다지 노력하지 않았는데도 말이다. 이는 그녀를 친구들과 피트니스 클럽에 가도록 추가적으로 자극했다. 그들은 함께 댄스 수업을 들었다.

6개월이 지난 후, 제니퍼는 전혀 다른 사람이 되었다. 그녀의 에너지 레벨은 매우 높아졌고, 적은 시간에 많은 업무를 해냈다. 이는 그녀가 친구들을 만나 운동할 수 있는 시간을 늘려주었다. 더욱이, 그녀는 자신의 일을 해낼 뿐 아니라 다른 직원들까지 업무를 잘할 수 있도록 늘 코칭하는 인내력 있는 상사로서의 평판도 쌓게 되었다.

영양 관리, 운동 그리고 뇌 훈련을 통해 제니퍼는 자신의 건강과, 직장인으로서의 업무성과를 높였을 뿐 아니라, 회사에서 중요한 리더로 자리매김했다. 이것은 그녀의 인사고과에 반영되었고, 또 한 번의 승진으로 이어졌다.

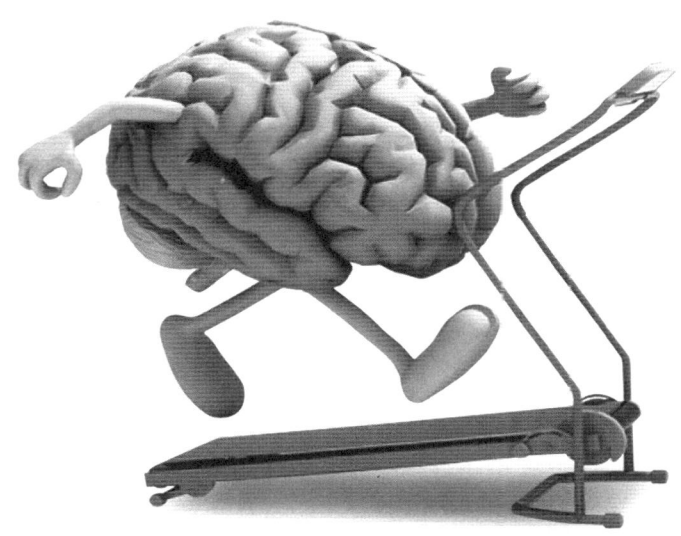

제9장

창의력과 업무 성과

"이성적으로 생각해서 내가 발견한 것은 하나도 없다."

– 알버트 아인슈타인 –

한 가지 고백할 것이 있다. 이 책은 내 첫 저서인데 나는 책을 저술하는 과정에 있어 중요한 규칙을 깨뜨린 것을 일찌감치 알게 되었다. 책 주제에 대한 아이디어가 떠오른 후, 나는 곧장 책을 쓰기 시작했다. 마치 생각이 내 머릿속에서 자동으로 컴퓨터로 흘러 들어 가는 것처럼 수월하게 초안을 몇 달 만에 완성했다.

초안을 완성한 후, 나는 이 원고에 제목을 붙이지 않은 것을 알아챘다. 편집자가 제목과 표지에 대한 아이디어를 요청하고 나서야 그에 대해 생각하기 시작했다. 나는 이후에야 많은 동료 작가들이 책을 쓰기 전부터 제목과 표지에 대한 생각을 이미 가지고 있으며, 글 내용을 제목과 표지에 맞춰서 쓴다는 것을 알게 되었다.

이제 와 별다른 수 없이 오로지 책의 내용에 맞는 제목과 표지를 생각해 내는 고된 작업이 내게 남았고, 이는 결코 쉽지 않았다. 몇 달간 아이디어를 찾기 위해 상상의 틀을 깨려 했지만 아무런 진전이 없었다. 책을 쓸 때도 겪어보지 못한 창작의 고뇌를 제목과 표지에 대한 아이디어를 생각하며 처음으로 느꼈다. 그것은 마치 악몽과도 같았다.

무슨 이유에선지 내 창의력은 글로 써 놓은 단어에만 국한되는 것처럼 보였다. 내가 적어 놓은 단어들을 이미지화하는 것은 그렇게 간단한 일이 아니었다. 내 머릿속을 탐험하면서 제목에 대한 아이디어를 얻으려고 했지만, 소용이 없었다. 마치 아무 것도 보이지 않는 깊은 심연에서 무언가를 찾아 헤매는 것과 같았다. 친구들, 아내, 집필 코치, 심지어 전문 디자이너들에게도 도움을 요청

했지만 아무런 소득이 없었다. 책의 제목과 표지는 건강과 두뇌 활동의 연관성을 묘사해야 한다는 것은 알고 있었다. 하지만 아무리 열심히 생각해도 그에 딱 맞아 떨어지는 아이디어가 떠오르지 않았다.

이따금씩, 무언가 쉽게 다뤄져야 하는 것을 해결하지 못하는 나의 무능력함을 느낄 때 곧 좌절하곤 한다. 마법 같은 일이 벌어지기 전까지는 말이다. 아이디어가 떠오르는 그 순간은 어떻게 그 아이디어가 떠올랐는지 아주 정확하게 기억할 만큼 아주 심오한 순간이었다.

그때는 바쁜 업무들로 가득한 한 주를 마치고 책 작업을 하며 토요일을 보내고 있었다. 저녁때쯤 나는 지쳐 쓰러졌고, 그냥 아침까지 푹 자기로 마음먹고 밤 9시 30분경에 완전히 곯아 떨어졌다. 새벽이 지나간 일요일 아침, 가족들이 곤히 자고 있는 조용한 집 안에서 눈을 떴다. 잠깐의 시간 동안 편안하게 조깅을 하기로 했다. 운동화를 신은 후 살면서 경험한 지 몇 번 안 되는 멋진 일출을 보기 위해 집을 나섰다. 때마침 태양은 지평선을 뚫고 올라오고 있었고, 하늘은 오렌지 빛을 하얀 구름에 흩뿌리며 밝게 빛나고 있었다. 자연이 펼치는 빛의 축제였다. 공기는 맑고 신선했다.

천천히 집을 나서며 가까운 골프 코스로 이어진 평소 다니는 산책로로 걸음을 옮겼다. 골프 코스를 가로질러 뛰어가면서 막 손질된 듯한 잔디의 신선한 풀 냄새를 맡았다. 저 멀리에서는 아침 이

슬이 증발하며 하늘의 구름과 만나러 가는 하얀 수증기의 모습을 볼 수 있었다. 날씨는 훌륭했고, 풍경은 놀라우리만큼 아름다웠으며, 내 발걸음은 영원히 달릴 수 있을 것처럼 가벼웠다.

길은 나를 자연의 보고로 변한 커다란 저수지가 있는 곳으로 인도했다. 물과 나무로 둘러싸인 길로 계속 달렸다. 자연에 심취해 있는 동안, 생각이 움직이기 시작했다. 나는 그 순간을 너무나 즐기며 굉장히 편안한 상태가 되었다. 마치 무아지경에 빠진 것 같았다.

그때가 영감이 떠오른 순간이었다. 정말이지 아무런 징후도 없이 갑자기 떠올랐다. '헤드스트롱 퍼포먼스'라는 제목이 적힌 책 표지가 내 눈앞을 스치고 지나간 것이다. 맑은 날씨처럼 그 이미지들을 선명하게 볼 수 있었다. 오직 나만의 '유레카'를 경험한 순간이었다.

책 표지가 눈앞에 나타난 후, 내 머릿속은 온통 에너지와 기쁨으로 가득 찼다. 너무나도 강렬하고 짜릿한 경험이었고 그것은 실로 지난 몇 달간의 교착상태를 단숨에 해결해 주었다. 즉시 발걸음을 돌려 집으로 돌아온 나는 노트를 집어 아이디어를 그려 놓기 시작했다. 그 아이디어는 그래픽 아티스트들의 도움을 통해 이 책의 제목과 표지로 사용되었다.

내가 그 일요일 아침에 경험한 것은 신경과학 용어로 통찰력 (Insight)이라고 불리는 것으로서, 창의적인 과정이 시작되는 시발점이 된다. 내가 경험한 바에 따르면, 통찰력은 강제로 끌어 내지지 않는다. 우리가 의지를 통해 뇌가 행하는 정도를 조절할 수 있는 집중력과는 달리 "아하!" 하는 순간은 두뇌가 준비가 되어 있고 스스로 보여주려 할 때만 나타나는 것처럼 보인다. 통찰력에 관한 흥미로운 사실은, 뇌가 집중하고 있지 않을 때, 즉 아무것에도 주의를 기울이지 않을 때 나타나는 경향이 있다는 것이다. 집중력과는 정반대인 것이다.

두뇌가 각성 곡선의 한쪽에서 재빨리 곡선의 다른 한쪽으로 이동해야만 하는 오늘날의 업무 환경 속에서 우리의 두뇌가 집중하지 않는 시간을 갖기란 어렵다. 이러한 현상은 창의력을 직장에서 선택된 소수의 사람만이 가질 수 있는 갖기 힘든 능력으로 만들어 버렸다. 하지만 사실 창의력이란 재능이 있는 소수에게만 주어지는 것이 아니다. 적합한 환경에 있는 모든 사람들에게 주어질 수 있는 것이다.

직장에서의 창의력

창의력은 문제를 해결하거나 타인과 대화할 때, 혹은 사람들을 즐겁게 하는 데 유용한 아이디어를 떠올리거나 만들어내는 능력을 말한다. 그런 의미에서 창의력은 오직 '창의적인' 직업군이나 산업에 국한된 영역의 것이 아니다. 모든 직장인들이 문제를 해결하거나 아이디어를 떠올려야 하는 순간을 마주치기 때문이다.

직원들의 창의력을 증진시키려는 기업들의 투자에 관한 연구에서, 투자한 기업들은 그렇지 않은 기업들에 비해 시장점유율 상승, 수익 증대 그리고 소비자만족도 상승과 같은 결과를 보여주었다. 따라서 창의력은 시장에서 우위를 차지하여 매출을 창출하고자 하는 조직에 꼭 필요한 능력인 것이다.

2010년도 블룸버그 비즈니스위크의 한 기사에 따르면, 설문조사 기관 IBM은 "임원들에게서 원하는 가장 중요한 역량이 무엇인가?"라는 질문을 1,500명의 CEO들에게 던졌다. 그리고 그 결과를 기반으로 '창의력'을 미래의 성공적인 기업에 필요한 가장 중요한 리더십 역량으로 뽑았다. 그들은 오늘날의 비즈니스 모델은 진화했으며, 경쟁에서 우위를 차지하기 위해 기업들은 혁신할 필요가 있음을 강조했다.

일찍이 언급했듯, 창의력은 마음대로 만들 수 없다는 점에서 굉장히 까다로운 능력이다. 오로지 적합한 환경이 주어졌을 때만 생기는 것이다. 다시 말해, 창의적인 직원들을 양성하기 위해서는 창의력을 배양시키는 환경을 조성해야 한다.

창의력에 필요한 재료로 '편안한 마음상태' 외에도 '행복'과 '기쁨'을 꼽을 수 있다. 내가 조깅하는 동안 겪은 창의적인 경험이 좋은 예가 된다. 당시 나를 둘러싼 환경에 대한 깊은 감탄을 하며 행복한 기분으로 조깅을 했던 것이다.

신경과학 역시도 행복한 사람이 그렇지 않은 사람들보다 더 쉽게 두뇌의 창의적인 영역에 도달한다는 것을 보여준다. 작가이자 연구원인 숀 어쿼는 그의 책 『행복의 장점』에서 직원들이 행복할 때 창의력, 끈기, 동기부여, 생산력이 크게 상승한다는 내용을 소개했다. 우리가 앞서 보았듯, 운동과 영양 섭취를 꾸준히 실천하는 건강한 직원들이 행복할 경향이 높고, 그들은 창의력에도 한 걸음 더 다가가 있다.

통찰력과 업무 성과

진화론의 관점에서 보면, 창의력은 우리를 환경에 효과적으로 적응하게 하거나, 심지어 환경을 극복하게 해주었다. 이것은 우리를 생존하게 하고 종을 번식시키는 데 있어 가장 중요한 요소로 작용한다. 진화란 하나의 커다란 창의적 활동인 셈이다. 불을 사용한 것이 우리 삶을 어떻게 바꾸었는지, 혹은 도구의 발달이 바퀴의 발명까지 이루어낸 것을 생각해 본다면 알 수 있다

몇 년 전, 나는 '캐스트 어웨이'라는 영화를 본 적이 있다. 톰 행크스가 연기한 척 놀랭크라는 인물은 비행기 사고에서 살아남아 멀리 떨어진 섬에 혼자 남게 되었다. 그 섬에서 그는 수렵이나 사냥 그리고 은신처를 만들고 불을 피우는 가장 기초적인 생존 기술을 습득하게 된다. 척은 도시에서 배운 것들이 야생에서는 얼마나 형편없는 것인지 그리고 자연이 얼마나 무자비한 선생님과도 같은

지 깨닫게 된다. 시간이 지나며 그는 어떻게 살아남는지 알게 될 뿐 아니라, 더 나아가 다양한 기술들을 습득하게 된다. 한편 수많은 물건들이 그와 함께 섬에 떠내려왔는데 그중 하나는 제조사의 이름인 윌슨이 적혀 있는 배구공이었다. 척은 그 배구공에 윌슨이라는 이름을 붙여 친구가 되기 위해 말을 걸기 시작한다. 윌슨은 결국 척의 동료가 되고 영화 속 중심 등장인물이 된다.

어느 날, 척은 불을 지피기 위해 나뭇가지들과 잎을 모아 거기에서 돌 두 개를 비비지만 불행하게도 그는 불을 피우지 못했다. 불을 붙이기 위해 몇 날 며칠 동안 시행착오를 겪으면서 척의 좌절감은 각성정도가 지나치게 오른쪽으로 치우칠 정도로 높아진다. 결국 좌절감과 피로는 뇌가 감당할 수 없을 정도로 극심해졌고, 나뭇가지가 부러지며 손을 베일 때 드디어 이성을 잃고 만다. 그가 부러뜨린 나뭇가지처럼 그는 폭발해 버린 것이다. 그는 피로 흥건한 손으로 윌슨을 잡아 나무에 던지는데, 그때 공에 남은 핏자국이 뾰족 머리와 닮은 모양을 남기게 된다.

얼마간의 시간이 흘러 그는 공을 도로 주워서 자리에 앉아, 핏자국 위에 눈, 코 그리고 웃는 입을 그려주면서 윌슨에게 좀 더 사람을 닮은 웃는 얼굴을 만들어 준다. 언뜻 보기에도 '아무 의미 없는' 이런 행동은 척의 두뇌를 성과달성 구역 안으로 돌아오게 만들었다. 두뇌가 진정되고, 문제에 집중하는 것을 잠시 멈추면서 비로소 현재로 돌아온 것이다. 척은 그때 윌슨에게 불을 피울 방법에 대한 얘기하기 시작했고 이는 그에게 극적인 "아하!"의 순간을 가져다준다. 바로 불을 피울 때 필요한 특별한 재료인 공기를 떠올린 것이다. 그는 불을 피우는 작업으로 돌아가, 이전과는 다르게 바람을 불어 넣는 과정을 추가한다. 그는 드디어 불을 피우는 데 성공했고, 윌슨과 함께 크나큰 기쁨을 나눈다. 무인도에서의 몇 년이 지나고, 그는 기술과 용기를 갈고 닦아 뗏목을 만들어 섬을 탈출하게 되고 결국에는 구조되기에 이른다.

 척이 불을 피우는 방법을 터득하는 장면은, 그가 창의력에 접근할 때 필요한 네 가지의 중요한 요소를 보여준다. 첫째, 척이 의도치 않게 폭발해 버린 것은 사실 신체 활동의 기본적 형태이다. 순간의 짜증일지라도 이러한 신체적 활동은 아드레날린, 코티졸과 같은 과다한 스트레스 호르몬을 태워버린다. 이러한 행동은 그의 상태를 각성곡선의 오른쪽에서 왼쪽으로 향하게 하게 한다.

 둘째, 척이 안정을 되찾기 시작할 때, 겉보기어는 전혀 상관없는 창의적 활동을 하게 되는데, 바로 윌슨의 얼굴을 그리는 것이었다. 그렇게 함으로써 그는 불을 피우는 것으로부터 주의를 전환시켰다. 윌슨의 얼굴을 그리면서 활성화된 신경회로는 통찰력과 창의력에 관여하는 신경회로와 동일한 것이었다. '심리작용학 리뷰'라는 저널에서 발행된 연구서에 따르면, 얼굴을 그리는 것과 같은 자발적인 창의적 행동은 대뇌 피질의 수많은 영역 간의 연계활동을 활성화다고 한다. 그 영역들은 다음과 같다.

헤드스트롱 퍼포먼스

자발적 창의력의 지휘자로서 작용하는 전전두 피질(이마 뒤에 위치)

단기간 기억을 관장하는 해마

그림을 그릴 때 손이나 팔, 눈이 움직이는 것처럼 신체적 운동을 관장하는

운동 피질(전전두 피질 바로 뒤에 위치)

감각적 자극과 관련된 두정엽(운동 피질 바로 뒤 정수리 부근에 위치)

장기간 기억을 관장하는 측두엽(양쪽 귀 근처에 위치)

   그림을 그리는 행위가 위와 같은 뇌 영역들 사이의 신경회로를 활성화하고 창의력을 발현할 환경을 마련한 것이다.

   셋째로, 윌슨과 이야기하는 행동은 사회적 행동이었다는 것이다. 사회적 행동에 참여하는 것은 두뇌의 옥시토신 분비를 활발하게 한다. 옥시토신은 어머니가 모유 수유를 하거나, 아이를 안아줄 때 발생하는 호르몬으로 잘 알려져 있는데, 사회적 유대 활동을 할 때에도 발생한다고 밝혀졌다. 옥시토신은 뇌의 흥분을 가라앉히고, 기쁨과 행복의 감정을 유발하면서 강력한 항우울제와 항스트레스 작용을 한다.

   척의 자발적인 창의적 행동과 연관된 이러한 항스트레스 안정작용은 흩어진 창의력의 단서들을 연결하여 하나의 아이디어를 만드는 것을 가능하게 했다. 이러한 현상은 즉흥적 창의력이라고도 한다. 즉흥적 창의력은 창의력의 흐름이 무의식의 뇌에서 의식의 뇌인 전전두 피질을 향하여 흐를 때 발생하는 것처럼 보인다. 무의식의 뇌에서 범람한 수많은 정보들이 의도치 않게 의식의 뇌로 마치

9. 창의력과 업무 성과

쓰나미처럼 몰려들기 때문에 이 과정이 즉흥적으로 느껴지는 것이다. 마지막으로 척이 다시 불을 피울 준비가 되었을 때, 그의 뇌는 이전과는 다르게 각성곡선상의 성과달성 구역으로 옮겨와 해결책을 찾으려 했고 이는 주효했다.

이제 이것을 업무 환경에 적용해 보자. 문제를 허결하기 위해 고군분투하는 우리의 모습이나, 좌절하는 동료들의 모습을 종종 볼 수 있다. 대부분의 사람들은 거의 매일 이런 광경을 볼 것이다. 하지만 극심한 좌절감에 빠져 있는 사람들 가운데, 일을 잠시 접어두고 볼링을 치러 가겠다는 사람을 본 적이 있는가? 아마도 전혀 없을 것이다. 우리가 어떤 문제에 집중하고 있을 때, 뇌는 각성곡선의 오른쪽으로 이동하려는 경향이 있기 때문에 군제를 위협으로 인식하게 된다.

척이 그랬던 것처럼, 각성곡선의 오른쪽에 있는 대부분의 사람들은 그 상태에 갇혀 버리는 경향이 있어 점점 ㄷ 깊은 좌절감을 느끼고, 때로는 그로 인해 현실도피나 난폭함을 보일 정도로 곡선의 오른쪽으로 더 움직이게 된다. 그러한 마음 상태에서는 무언가를 색다르게 해볼 여지가 없다. 왜냐하면 위협 상황에서는 문제에 대해서만 초 집중하게 되므로 나무만 보고 숲을 보지 못하기 때문이다. 그러한 상태는 창의력에 아무런 도움이 되지 못하고 오히려 억제하는 역할을 한다.

6장에서 다룬 각성곡선에 대한 내용에 따르면, 창의력은 두뇌가 각성곡선의 약간 왼쪽에 가 있을 때 극대화된다. 아주 잠깐이라도 무언가를 한 발짝 떨어져서 보거나 다른 방식으로 해봄으로써 두뇌는 잠깐의 휴식을 취하며 진정할 수 있고, 이때 두뇌는 각성곡선의 왼쪽에 위치하는 것이다. 이는 통찰력과 창의력을 갖는 데 필요한 활력을 불어넣는다. 창의력이 활성화되면, 그 흥분상태가 작업을 완료하는 데에 필요한 집중을 이끌어 낼 수 있도록 두뇌를 성과달성 구역으로 이끌어 간다.

이러한 현상을 관찰할 수 있는 역사상의 위대한 순간은 아인슈타인의 상대성 이론에 대한 연구를 들 수 있다. 어느 날 아인슈타인은 나무 밑에 앉아 구름 사이로 들어오는 빛줄기들을 보고 있었다. 그의 눈에는 그 빛줄기들이 천국을 향하는 계단으로 보였다. 숨을 가라앉히고, 그는 그중 하나를 타고 올라가면 어떤 느낌일지 골똘히 생각해 보았다. 장담컨대 만약 그의 동료들이 당시 아인슈타인을 보았다면 그를 몽상가 혹은 게으른 사람으로 보았을 것이다. 하지만 몽상으로 보이는 그 순간이 바로 그를 상대성 이론으로 이끌어 준 통찰의 순간이었다. 빛의 여행에 대한 생각에 잠겨 그의 뇌는 자발적으로 성과달성 구역으로 들어와 지칠 줄 모르고 어떻게 그것이 가능한지 계산하고 있었다. 그 결과 우리가 지금 알고 있는 시간과 우주에 대한 개념이 탄생하게 된 것이다.

창의력을 강요받는 직장인들이 업무시간에 의도적으로 몽상에 빠지는 것은 어려운 일일 것이다. 그러나 몽상하는 것을 '생산적인' 행위처럼 보이게 하는 방법이 있다. 우리는 이를 곧 살펴볼 것이다.

아인슈타인과 척의 사례를 통해 창의력이란 소수의 재능을 가진 사람에게 국한된 것이 아니라는 것을 알 수 있다. 창의력은 누구나 가질 수 있다. 다만 우리는 뇌가 각성곡선의 오른쪽으로 치우치는 것을 의식하고, 거기서 벗어나는 연습을 해야 한다. 그러기 위해서는 각성곡선의 왼쪽으로 옮겨가는 활동을 하는 걸 두려워하지 않는 용기가 필요하다. 용기가 필요하다는 이유는 이러한 활동이 주의력이 부족한 몽상으로 보일 수 있고, 동료들과 상사에게 근무태만으로 비춰질 수 있기 때문이다. 일단 새로운 아이디어가 생기면 두뇌를 오른쪽의 성과달성 구역으로 움직여 업무에 초점을 맞춘다. 그러면 이 아이디어를 업무의 최종 결과물에 연결시킬 수 있다.

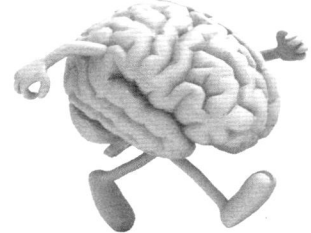

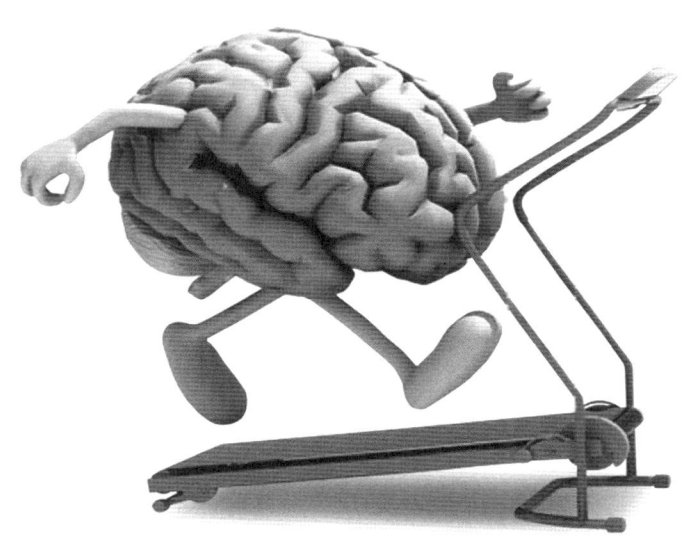

제10장

창의력 향상을 위한 전략

"신체 단련은 건강한 몸을 위한 가장 중요한 열쇠일 뿐 아니라,
역동적이고 창의적인 지적 활동의 바탕이 된다."

— 존 F. 케네디 —

운동과 창의력

1950년대 이후로, 전 세계에서 신체적 운동이 창의력에 미치는 영향이 있는지에 관한 수백 가지 연구들이 진행되었다. 그 연구들 중 상당수가 결론에 이르지 못했고, 연구자들은 창의력의 증가가 운동할 때 기분이 상승되는 것에 따른 단순한 부차적 결과가 아니었는지 궁금해하기에 이르렀다. 수십 년 동안 운동이 기분을 개선하며 좋은 기분과 창의력 사이에는 상관관계가 존재한다는 것이 알려졌기 때문이다. 그러나 최근의 연구들은 신체적 운동이 창의적 사고와 관련된 뇌의 영역에 직접적으로 긍정적인 반응을 불러일으킨다는 사실을 보여주며, 이는 운동이 가져오는 기분 상승 효과와는 별개의 작용이라는 것을 증명했다.

스탠포드대학에서 진행한 2014년의 연구에서는 움직일 필요 없이 서 있는 것 자체만으로도 우리를 현저하게 창의적으로 만든다는 사실을 발견했다. 이는 우리 뇌가 걷기, 운전하기, 뛰기와 같이 많은 주의를 요하지 않는 반자동적인 과정에 참여할 때 혈류가 창의력에 필요한 영역으로 많이 흐른다는 것이다. 늘어난 혈류는 산소와 영양분들을 공급하고, 그렇게 함으로써 창의적 사고를 관장하는 영역들을 활성화시킨다.

또 다른 이유로는 앉아 있을 때보다 서 있을 때 더 많은 근육을 활성화시켜야 하기 때문에 운동피질은 더 많은 활동을 해야 한다는 것이다. 또한 발바닥과 중이(中耳)에 있는 압력센서들을 통해 서 있을 때 균형을 유지해야 하기 때문에 이는 대뇌피질의 감각 영역에도 더 많은 움직임을 요구한다. 즉 서 있는 행동은 창의력이 발휘될 때 활성화되는 두뇌의 동일한 부위를 자극하며, 따라서 창의력을 발휘하기 위한 최적의 여건을 만들어 준다는 것이다.

신체적 움직임을 관장하는 운동 피질은 창의력에 중요한 역할을 하고 있는 것으로 보인다. 음악가들을 대상으로 한 연구에서, 악기를 다루는 것과 같은 고도의 창의적인 과정에 참여하는 것 자체가 창의력을 향상시킨다는 것을 보여주었다. 음악가에 관한 뇌 영상 연구는 그들이 단순히 악기를 연주하는 것을 생각만 하고 있을 때도 뇌는 실제로 악기를 연주할 때와 정확히 같은 방식으로 발과 손에 있는 신경뿐만 아니라 운동피질에 있는 신경들을 활성화한다는 사실을 보여주었다. 이것은 운동과 같은 신체적 활동에 참여할 때도 악기를 연주할 때처럼 창의력에 연관된 뇌의 영역들을 활성화시킨다는 것을 의미한다. 특히 춤추기나 어떤 패턴을 가지고 움직이는 것과 같은 창의적 요소가 있는 활동을 할 때 더욱 그렇다.

마지막으로 그룹 형태의 신체적 놀이가 창의성을 현저히 증가시킨다는 사실을 보여주는 연구결과가 있다. 대개의 경우 다른 사람들과 노는 것은 유대 관계를 형성하는데, 이는 두뇌에 산소와 영양분의 공급을 늘려 창의적 신경 연결통로의 자극을 높인다.

1964년 마리안 다이아몬드와 그녀의 동료에 의해 실시된 연구는 쥐들이 놀기 좋고 긍정적인 자극요소가 많은 환경에서 살 때 뇌가 실제로 커지고 문제 해결을 더 잘한다는 것을 보여줬다. 이후로 다수의 연구들이 사람을 대상으로 한 실험에서 같은 결과를 보여 줬다. 이것들로부터 알 수 있는 것은 동료들과 쾌활한 환경에서 일 하는 것 그리고 많이 서 있는 것이 더 스마트하고, 효율적이고, 창 의적이 되도록 두뇌를 자극하는 데 도움이 된다는 것이다.

창의력 향상을 위한 운동전략

앞서 7장에서, 지구력을 요하는 스포츠들이 어떻게 집중력을 향 상시키는지 설명했다. 그중 한 가지는 지구력 운동에 의해 생산되 는 신경전달물질인 세로토닌이 도파민을 억제하는 성질을 가지고 있다는 것이다. 도파민을 억제하는 것은 집중력을 유지하는 데 도 움이 된다. 높은 도파민은 뇌로 하여금 주의를 흩트리는 요인이나 위협적인 요인을 찾게 하고 충동적인 행동을 유도하기 때문이다.

그러나 도파민은 집중력 유지에는 이상적인 신경전달물질이 아 닐 수 있지만 창의력에 있어서는 한 역할을 하는 것처럼 보인다. 앨리스 플라어티 박사는 '비교 신경학 저널'에서 출간된 비평을 통 해 도파민이 뇌에서 아이디어 생성과 새로운 것 추구라는 역할을 맡고 있기 때문에 도파민 생성은 창의력에 있어서는 필수적이라고 서술했다. 즉 세로토닌을 생성하는 지구력운동은 장기간의 집중력 을 요구하는 활동에 도움이 되지만 아이디어 생성과 창의력에 관 해서만큼은 최선이 아닐 수 있다. 창의력을 발휘하는 데 도움이 되는 활동은 다른 것들이 있다.

  우리가 지구력 운동선수에게 자주 듣는 한 가지 현상은 '러너스 하이(격렬한 신체 활동 후에 발생하는 희열)'이다. 한 가지 대중적인 오해는 러너스 하이가 고통을 참는 것을 돕는 모르핀과 유사한 펩티드 그룹인 엔도르핀의 형성으로 야기된다는 것이다. 물론 우리 두뇌에서 모르핀과 비슷한 화학물질을 형성하는 것은 그 자체로 축복이다. 이러한 마취 시스템은 육체적, 정서적 고통의 감정들을 억제하는 데 작용한다. 화난 상사를 상대한다든지, 골치 아픈 문제를 다룬다든지, 운동이나 경기로부터의 통증을 참아내야 하는 경우에 말이다. 그러나 좀 더 직접적인 러너스 하이의 근원을 밝혀낸 연구가 있다.

  조지아 공과대학 연구진은 러닝머신에서 뛰고 있는 신경생물학과 학생들을 대상으로 실험했다. 놀랍게도 운동을 지속할 때 발생된 러너스 하이가 사실은 엔도카나비노이드라고 불리는 다른 신경전달물질의 생성에 의해 야기된 것이었음을 발견했다. 이 엔도카나비노이드는 뇌에서 형성되는 자연적인 형태의 마리화나와 유사해서, 운동 중이나 후에 느낄 수 있는 희열과 행복한 기분의 원인이 된다. 연구자들은 최근 대마초를 피운 실험자 그룹의 창의력이 향상되었다는 것을 발견했다. 그러나 창의력을 갖기 위해 마약을 투여할 수는 없다. 대신 러너스 하이를 일으키는 엔도카나비노이드 같은 우리 내부에서 일어나는 창의력 증진 물질을 생성시키는 활동을 통해 창의력에 한 발 다가갈 수 있다.

    신체적 놀이는 세로토닌은 생성하지 않으면서 엔도카나비노이드를 생성하는 적당한 균형상태를 만드는 좋은 활동이다. 신체적 놀이는 사회적 유대관계, 생산성, 학습능력 그리고 창의력을 고양시키는 것으로 오랫동안 입증되어 왔다. 가장 좋은 형태의 놀이는 격렬한 신체 활동이 있으면서 그룹 플레이 형태의 즐거움과 웃음을 유발하는 활동들이다. 팀 스포츠와 레이저 태그, 페인트볼 같은 잡기 놀이들이 그 예이다. 이러한 형태의 신체적 놀이는 불안감을 없애주고 새로운 것을 추구하는 옥시토신과 희열을 느끼게 하는 엔도카나비노이드를 생성하는 도파민을 증대시킨다.

    창의력을 향상시킬 수 있는 잠재성으로 연구자들의 주의를 끈 또 다른 신체적 놀이는 놀랍게도 비디오 게임이다. 펜실베니아 주립대학교의 연구원들은 유명한 비디오게임 '댄스 댄스 레볼루션(게임 참여자가 컴퓨터의 댄스스텝을 따라하는 신체적 게임)'을 한 후에 창의력이 높아진 것을 관찰함으로써 이러한 잠재성을 확인했다. 다른 많은 아이들처럼 킬라니 또한 'Xbox 360' 게임기를 가지고 있다. 이것은 플레이어들의 움직임을 쫓으며 그들의 움직임을 아바타를 통해서 게임상에 보여준다.

    킬라니는 장차 운동선수가 되고 싶어 하기 때문에 춤추기, 킥복싱, 스포츠 게임들을 포함한 운동 또는 피트니스와 관련되는 게임을 선택하는 경향이 있다. 킬라니와 나는 이러한 게임들을 하면서, 서로 지지 않으려고 땀을 흘려가며 게임에 몰입하는데 그 과정에서 많이 웃게 된다. 웃음을 일으키는 이러한 활동들은 창의력 테스트 결과를 향상시켰을 뿐 아니라, 생산성과 직원들의 몰입도를 고조시키는 것으로도 입증되었다고 『유머가 있는 심각한 비즈니스』의 저자 랜달 먼슨은 말했다.

2012년에 유타대학교와 캔자스대학교의 연구진이 흥미로운 연구를 수행했다. 56명의 실험자를 알래스카에서 4일 동안 등산하게 한 다음 창의력 레벨을 테스트했는데, 등산 전과 비교해 등산을 마치고 난 후 창의력이 50퍼센트 향상됐다는 엄청난 결과를 보여주었던 것이다. 이후 3시간 동안 등산 후에 창의력을 테스트하는 실험도 진행됐는데, 자연에서의 3시간 등산 후 창의력이 20퍼센트 증가되었음을 확인할 수 있었다. 따라서 신체적 게임을 하는 것, 혹은 단지 자연에서 등산을 하는 것만으로도 창의력을 크게 증가시킬 수 있는 것이다.

사회적이고, 야외에서 하는 신체활동이면서, 많은 사람들에게 오랫동안 인기 있는 활동 중 하나는 골프이다. '포브스 매거진'의 최근 기사에 따르면 네 시간의 골프경기 동안 실제로 골프를 치는 데 드는 시간은 단지 육 분이라고 한다. 나머지 시간들은 걷거나 동료 플레이어와 자연 환경 속에서 유대관계를 형성하는 데에 쓰이는 것이다. 자연과 사회적 관계 그리고 신체적 활동의 결합은 골프가 사실상 창의력을 증진시키는 이상적인 활동이라는 것을 시사한다. 추가적으로 나는 앞 장에서 우리가 서 있을 때 어떻게 창의력이 향상되는지 설명했다. 이것 또한 골프를 이상적인 활동으로 만드는 요인이 된다. 골프는 창의력을 촉진하는 호르몬과 뇌의 신경전달 물질의 완벽한 칵테일을 만드는 데 필요한 모든 요소들을 포함한다. 물론 카트를 타지 않고 코스를 걷는다는 전제하에 말이다.

영양과 창의력

1851년에 프랑스 예술인 헨리 뮈르제는 『라틴구역의 보헤미안 사람들』을 썼다. 그의 소설에선 가난한 예술인 그룹의 삶이 일련의 에피소드들로 구성되어 있다. 가난한 예술인들은 그들의 예술적 이상을 지키려고 발버둥 침과 동시에 음식과 잠잘 곳 그리고 생필품을 얻기 위해 투쟁했다. 그의 책은 상상할 수 없는 단계의 창의력과 예술가적 기교에 접근하기 위해서 위대한 예술가는 편안한 삶을 반드시 희생해야 한다는 대중적 인식에 박차를 가했다. '배고픈 예술가'라는 개념은 곧 예술가가 되기를 희망하는 지망생들에게 주류가 되었고 그 개념은 불행히도 가난하게 죽은 빈센트 반 고흐로 인해 더욱 확고해졌다.

그러나 최근 신경과학 분야의 연구는 창의력에 접근하는 것이 투쟁과 희생을 필요로 한다는 개념을 반박했다. 오히려 그 반대로, 창의력은 뇌와 몸에 충분하고 적정한 보살핌, 영양의 공급이 수반

되었을 때 형성된다. 앞서 설명했듯, 지치고 좌절한 상태는 창의력에 필요한 뇌의 활동에 자연적으로 역효과를 낳게 된다. 글자 그대로 '굶주리는' 예술가가 창의력이 높다는 아이디어는 영양이 뇌 기능에 영향을 미친다는 사실과는 거리가 먼 근거 없는 얘기다.

자발적인 창의력은 전전두 피질이 관리하는 뇌의 다양한 영역들에 포도당과 산소의 지속적인 공급을 통해 조화로운 결합이 이루어졌을 때 생겨난다. 최근 스코틀랜드에서 포도당 수치가 너무 많이 떨어졌을 때 뇌에 어떤 일이 일어나는가에 대한 연구가 이루어졌다. 포도당 수치가 건강한 균형 이하로 떨어졌을 때, 전전두 피질의 기능이 곤두박질친다는 것이 확인되었다. 반면, 뇌에 너무 많은 포도당이 공급되었을 때 역시 인지 기능이 떨어졌다. 이것은 창의력을 갖기 위해 뇌에 포도당의 공급이 최적의 균형을 이루어야 한다는 것을 의미한다. 따라서 창의력을 갖는 데 굶는 것은 도움이 안 되지만, 너무 많이 먹는 것 역시 마찬가지로 파괴적이라는 것이다.

나사에 의해 최근에 시행된 연구는 이것을 확인시켜 준다. 우주비행사들의 영양에 관한 연구를 통해, 포도당 관리를 제대로 못 했을 때 정신운동 기능, 즉 뇌의 여러 부분과 몸의 움직임을 관장하는 신경시스템의 기능이 쇠퇴한다는 사실을 발견했다. 앞 장에서 보았듯, 운동 피질은 창의력과 밀접하게 연관이 있다. 우주비행사에게 있어 포도당 불균형으로 인해 운동 피질이 제대로 기능하지 못하는 것은 생과 사가 달린 문제일 수 있다.

　일반적인 직장인들에게 포도당 불균형의 영향은 우주비행사만큼 극단적이지는 않을 것이다. 하지만 경쟁이 심화되는 오늘날, 판단력과 인지능력이 떨어진다는 것은 시장에서 1등이 되느냐 아니냐의 차이를 낳을 수 있다.

　이 분야에 있어 비교적 새로운 발견이 1997년 마크 라이트 박사에 의해 제시되었다. 라이트 박사는 우리의 장(腸)에 있는 박테리아가 신경 전달 경로를 통해서 신호를 보냄으로써 뇌 기능에 즉각적으로 영향을 준다는 이론을 만들었다. 그리고 그 신호 전달 경로를 '장내미생물-장-뇌 축(Microbiome-Gut-Brain Axis)'이라고 이름 붙였다.

　초기 그의 이론은 과학계에 의해 면밀히 검토되었다. 수십 년간의 끈질긴 연구 끝에 라이트 박사는 지금 과학적으로 증명된 미생물 내분비학 분야에서 위대한 권위자로 여겨지게 되었다. 최근까지 이 분야의 많은 연구가 쥐와 사람에 대한 실험으로 이루어져 놀랄 만한 많은 발견들을 이루어 냈다.

　일례로 UCLA대학에서 실시된 뇌 영상 연구가 있다. 여성 실험그룹의 뇌를 박테리아가 풍부한 바이오(활생균) 요구르트 섭취 전과 후로 나누어 관찰하고, 활생균이 없는 요구르트를 먹은 여성그룹의 뇌 기능과 비교했다. 4주 후 활생균이 풍부한 요구르트를 먹은 여성들이 인지능력에서 더 나은 결과를 보였을 뿐 아니라 창의력을 포함한 다수의 인지기능들과 관련이 있는 신경세포들의 연결이 향상된 것으로 확인되었다.

이처럼 영양을 통해서 높은 수준의 창의력을 갖고자 한다면, 뇌에서 최적의 포도당 수치를 유지하고 장-뇌 축을 향상시키기 위해 높은 질의 음식을 적절한 양으로 섭취하는 것은 필수적이라 할 수 있다.

창의력 향상을 위한 영양 전략

이전 장에서 뇌 기능에 있어 균형 잡힌 혈당이 필수적이라는 점을 언급했다. 이 균형 없이는 뇌가 창의력을 발휘하기 위한 상태에 도달하는 것이 본질적으로 불가능하다. 충분하면서 지속적인 혈당 공급을 위한 필수적인 전략은 건강한 저당(低糖)의 아침식사를 하는 것이다.

뇌 연구는 아침을 먹지 않는 사람의 뇌가 훨씬 더 패스트푸드의 시각자극에 강하게 반응하며 고당과 고지방의 음식을 소비하는 것에 끌릴 가능성이 높고, 그 결과로 뇌에 포도당 불균형을 가져올 확률이 높다는 사실을 보여주었다. 건강한 아침식사는 최소한의 가공과정을 거친 것으로 요구르트가 곁들여진 저당의 신선한 과일 같은 자연에서 얻을 수 있는 식품을 포함한다. '바이오 요구르트'는 장-뇌 축을 통해 창의력을 향상시키는 활생균을 포함하고 있다. 저당의 과일로는 사과, 포도 그리고 각종 딸기류 등이 있다.

  균형 잡힌 혈당을 위한 두 번째 영양 전략은 한꺼번에 많은 양을 먹는 것보다 적은 양을 몇 번에 나눠서 자주 먹는 것이다. 과도한 점심과 저녁을 먹고 그 사이에 아무것도 먹지 않는 습관은 식사 직후 뇌에 고혈당을 일으키고, 음식을 먹지 않는 동안에는 저혈당을 유발한다. 때문에 점심과 저녁을 가볍게 먹고, 오후 중간쯤에 저당의 스낵을 먹는 것이 좋다. 간단한 방법은 일반 점심을 절반만 먹고 나머지 반을 포장해 몇 시간 뒤에 오후 간식으로 먹는 것이다.

  또 다른 방법은 사과와 같은 저당의 과일 그리고 한 줌의 아몬드나 다른 견과류를 오후 간식으로 먹는 것이다. 작은 치즈조각들이 들어있는 통곡물 크래커 팩이나, 약간의 땅콩버터를 곁들인 다크 초콜릿 몇 조각, 후무스(병아리콩 으깬 것과 오일, 마늘을 섞은 중동 지방 음식) 약간과 당근, 셀러리, 후추가 담긴 팩, 또는 인공 첨가물 없이 과일과 견과류로만 만들어진 저당 에너지바 등이 좋은 오후 간식이 될 수 있다.

  위와 같은 간단한 전략으로도 혈당 균형을 크게 향상시킬 수 있고, 창의력과 관련된 신경을 활성화하는 데 필요한 연료를 뇌에 공급할 수 있다.

알코올과 창의력

  역사가 시작되기 전부터 인류는 마약과 알코올을 소비해 왔다.

10. 창의력 향상을 위한 전략

수천 년 동안 세대와 문명을 가로질러 주술사와 종교적 지도자들은 병을 치료하고 신에 가까이 가기 위해 다양한 환각성의 식물 그리고 칵테일을 사용해 왔다. 심지어 지난 몇십 년 동안 인기 있는 일부 록 스타들과 비밀 정부기관이 창의력에 다가갈 수 있을지 모른다는 희망으로 환각제를 이용해 실험했던 것으로 알려져 있다.

우리는 알코올과 마약이 창의성에 미치는 잠재적 영향에 대해 많이 들어왔다. 나는 세미나나 워크숍에서 알코올의 효과에 대해, 즉 이것이 창의력을 갖는 데 유용한 도구인지에 대한 질문을 자주 받는다. 긴 스트레스로 가득 찬 하루가 끝난 후 많은 사람들은 지친 몸과 마음을 달래는 데 알코올을 이용한다. 많은 사람들에게 적당한 술의 섭취는 안정을 취하거나 숙면에 효과적인 방법처럼 보일 수 있다. 몇몇 사람들이 이런 안정 효과를 경험하는 반면, 어떤 사람들은 알코올을 섭취한 후 희열과 흥분상태에 있는 자신을 발견하는 정확히 반대의 경험을 한다. 즉 어떤 사람에게는 술이 자제력을 둔화시켜 광란의 밤을 보낼 수 있게 하기도 하는 것이다.

이런 상반적인 효과로 인해, 뇌에 미치는 알코올의 영향은 많은 신경과학자들에게 매력적인 주제로 다가왔다. 그리고 수 세기 동안 과학자들을 혼란스럽게 했다. 과연 술은 억제제일까, 자극제일까? 신경 촬영법 연구 덕택에 우리는 마침내 퍼즐 조각을 끼워 맞출 수 있게 되었다. 정답은 두 가지 다이다. 술을 마셨을 때에 어떤 뉴런이 영향을 받았느냐에 따라 억제제가 될 수도 있고 자극제가 될 수도 있는 것이다.

우리가 마시는 첫 잔은 GABA라고 불리는 신경전달물질의 생산을 촉진시킨다. GABA는 뉴런 활동을 억제시키고 뇌를 진정시키는 억제성 신경전달물질 중의 하나이다. 동시에 이것은 흥분성 신경전달물질인 글루타메이트의 생산을 막는다. GABA의 증가와 글루타메이트의 감소는 많은 뇌의 부분을 느려지게 하고 결국에는 멈추게 만든다. 알코올을 섭취했을 때 빠르게 멈추는 뇌의 영역은 전전두 피질(이성적인 사고나 전략적 사고, 충동 조절, 상상을 위해 필요한 의식의 진원지)과 해마(기억처리 과정의 중심지)이다. 바꾸어 말하면, 술을 마심으로 인해 평온한 상태로 이끄는 메커니즘이 창의력에 접근하는 데 필요한 뇌의 영역을 멈추게 한다.

전전두 피질과 해마가 수면 상태에 들어가 있는 동안 알코올은 또한 노르에피네프린과 도파민의 생성을 증가시키면서 자극하는 효과를 내는데, 이것은 사람을 흥분시키고 계속해서 술을 마시게 만든다. 이때 흥분된 뇌의 영역은 잠재의식 속의 영역과 변연계(원시적 본능의 진원지)이다. 만취한 사람들이 점점 더 고집 세고 공격적인 행동, 원시인 같은 행동을 보이는 것을 의아해할 만한 일이 아닌 것이다.

이것에 반응하여 부신은 아드레날린, 코티졸 같은 스트레스 호르몬을 다량 배출하기 시작한다. 책의 앞부분에서 다루었던 스트레스 반응과 유사한 신체적 반응을 만드는 것이다. 우리가 술 한

두 잔으로 차분함과 휴식의 느낌을 경험하고 있는 사이, 사실 우리 몸은 막대한 스트레스 반응 상태가 되는 것이다. 하지만 정상적인 상태에서는 스트레스를 감지했을 뇌의 스위치가 꺼져서 취해 있을 때는 스트레스의 영향을 느끼지 못할 뿐이다. 이러한 이유로 알코올은 우리가 창의력에 접근하는 데 도움이 되지 않는다. 오히려 알코올로 인해 우리의 뇌와 몸이 각성곡선의 오른쪽으로 이동해 버릴 확률이 매우 높다.

창의력에 접근하기 위한 가장 좋은 전략은 사실 단순하다. 신체적 활동하기, 자연으로 나가기, 사람들과 어울리기, 많이 웃기, 물 많이 마시기, 혈당을 유지할 수 있도록 건강한 음식을 조금씩 자주 먹기(복합 탄수화물, 단백질, 오메가3와 같은 몸에 좋은 지방이 균형을 이룬 원래 상태의 식품, 가공되지 않고 저당의 영양가가 높은 식품들 위주) 등이다.

이러한 간단한 전략들은 우리를 창의적으로 만드는 데에 기여할 뿐 아니라, 다른 모든 측면에서 우리를 더욱 행복하고 건강하게 만드는 검증된 생활 속 습관이다. 흥미롭게도 창의적 두뇌를 위해 효과가 있는 것은 건강에도 진정 효과가 있는 것이며 장수, 스트레스 관리 그리고 집중력 향상에도 효과가 있다.

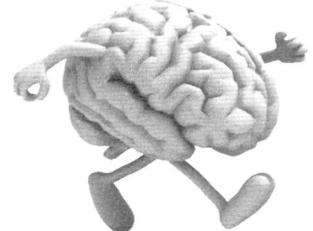

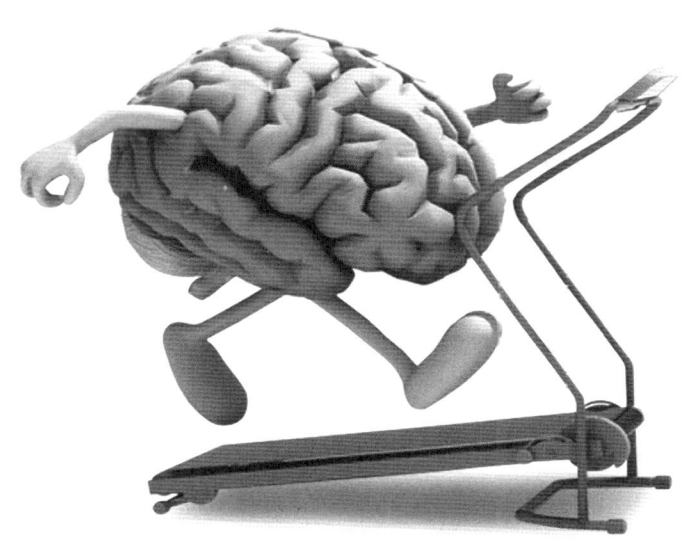

제11장

창의력에 관한 사례연구

"꿈은 미래의 삶에 대한 창의적인 비전이다.
현재의 익숙한 것에 편해지지 말고,
익숙하지 않고 알려지지 않은 것에 편해져라."
– 데니스 웨이틀리 –

마이크는 글로벌 광고회사의 싱가포르 지사에 있는 크리에이티브 디렉터이다. 그는 4년 전에 승진해서 뉴욕을 떠나 싱가포르에서 일하게 되었다. 현재 그는 50대로, 막내가 뉴욕대학교를 막 졸업했다. 그는 아이들이 집을 떠나면 아내인 조안과 함께할 시간이 늘어날 것이라고 항상 생각해 왔지만 현실은 달랐다. 그것도 아주 많이. 회사에서 일했던 지난 20년간 회사가 성장하면서 그가 몸담았던 프로젝트들의 수는 기하급수적으로 늘었다. 그는 늘어나는 까다로운 업무와 조안과 보내는 소중한 시간과의 균형을 맞추기 위해 늘 애써 왔다.

마이크는 요즘 창의력에 대한 걱정이 크다. 한때는 그가 아무리 바빠도 창의적인 아이디어가 '저절로 떠오른다.'는 사실에 자부심을 느꼈던 적이 있다. 하지만 나이가 든 요즘 창의적 역량을 이전처럼 발휘하기가 점점 어려워졌다. 마이크는 본인 팀의 창의적인 결과물들에 대해 꽤나 만족해하면서도 그 자신의 창의성이 그의 나이 절반밖에 되지 않는 팀원을 능가하는 사실을 늘 즐겨왔다.

하지만 이제 젊은 사람들의 창의력이 자신을 뛰어넘는 시점에 다가가고 있었다. 언젠가 자신이 팀에 창의적인 가치를 더하지 못하는 날이 올 수도 있다는 생각이 그를 두렵게 만들었다. 결국 마이크는 직장에서 그의 기억력이 감퇴하기 시작하고 일을 추진하는 것이 어려워지는 것을 느끼며 낙담했다. 그는 창의적 능력과, 기억력 그리고 맑은 정신을 되찾을 수 있을까 하는 기대를 갖고 나에게 연락해 왔다.

11. 창의력에 관한 사례연구

처음 만남에서 마이크는 크리에이티브 디렉터로서 수행해야 하는 너무나 많은 추가적인 업무들이 창의적인 능력을 방해한다고 설명하였다. 그는 팀원들을 관리하고, 그들의 생산성을 따져보고, 뉴욕에 있는 COO와 CEO에게 그 내용을 보고하던서 대부분의 시간을 보냈다. 마이크가 승진을 하면서, 그는 창의적 활동에 참가할 수 있는 기회가 아주 빠른 속도로 줄어들고 있는 것을 느꼈다. 마이크는 그의 업무에 따르는 책임들을 즐기지만, 그에 못지않게 직접 소매를 걷어붙이고 팀과 함께 창의적인 작업을 하는 것도 좋아했다. 그러나 임원으로서의 관리업무 때문에 그럴 기회는 많지 않았다.

내가 그에게 운동과 균형 잡힌 식사를 하는지 질문했을 때, 마이크는 젊었을 때는 운동을 즐겼다고 답변했다. 사실 그는 젊은 시절 철인 삼종경기 선수였었고 가장 권위 있는 철인 삼종대회인 코나대회에 참가한 적도 있었다. 하지만 시간이 흘러 많은 사람들이 그러하듯 업무와 가족들로 인해 그것이 더 이상 불가능해졌다. 마이크는 철인 삼종경기를 그만두고, 때때로 산책을 나가거나 출장 갔을 때 러닝머신을 뛰는 걸로 만족해야만 했다. 물론 이런 활동들도 점점 줄어들었다.

그의 영양상태도 이 시기에 큰 폭으로 질이 떨어졌다. 그는 아침이나 점심을 자주 걸렀고, 일하면서 도넛이나 감자 칩으로 군것질을 하고, 일을 마치고 집에 오는 길엔 허기를 달래기 위해 핫도그, 햄버거, 감자튀김을 먹었다. 집에 돌아와서 아내가 차려준 진수성

찬을 먹고 식사를 마치면 마이크는 아내와 함께 마주 앉아 스트레스 가득한 하루의 상처를 덮어줄 와인 잔을 기울이곤 했다.

이러한 일상은 마이크를 항상 피로에 지쳐 있게끔 만들었다. 몇 년이 지나 그의 몸무게는 어마어마하게 불어났고 그는 이것을 '자연스러운' 현상, 혹은 직장 생활과 노화로 인한 피할 수 없는 결과라고 치부해 버렸다.

마이크의 운동 전략

기억력이 감퇴하고, 쉽게 지치고, 체중이 증가하고, 창의력을 잃어버렸다는 마이크의 걱정을 덜어줄 나의 첫 번째 전략은 그를 규칙적인 운동으로 다시 이끄는 것이었다. 먼저 마이크에게 운동을 통해 자연스럽게 창의력을 증진시킬 수 있다는 것을 주지시켰고, 지역 내 철인 삼종경기 클럽에 가입하여 매주 훈련을 받게 했다.

지구력 훈련 자체만으론 창의력을 기르는 데에 그리 효과적이지 못하기 때문에, 마이크는 직장의 팀원들과 함께 신체를 활용하는 플레이를 시작해 보기로 했다. 탁구대와 사무실에서도 즐길 수 있는 신체활동 게임이 포함된 비디오 콘솔을 구비했다. 그리고 하루에 두 번씩 플레이타임을 마련하여 신체활동을 통해 즐거운 시간을 가질 수 있도록 장려했다. 이러한 전략에 그의 팀원들은 엄청난 기쁨과 열정으로 호응했다. 그룹 플레이 타임을 통해 창의력이 향상됐을 뿐 아니라 팀원 간의 감사와 충성 그리고 팀의 사기 등도 추가적으로 얻을 수 있었다.

마이크의 영양 전략

마이크는 아침으로는 요구르트나 신선한 딸기 열매루를 먹고, 과일을 직장으로 가져와 섭취해 아침 나절에 떨어지는 혈당을 보충하기로 했다. 점심에도 좀 더 건강한 메뉴를 골랐다. 점심은 절반만 먹고, 남은 절반은 오후 출출한 시간에 먹는 것이다. 점심을 나눠 먹음으로써 그는 오후 내내 혈당을 유지할 수 있게 되었다. 저녁식사로는 아내도 반갑게 받아들일 만한 건강하고 부담 없는 식사를 요구했다. 잠자기 전에 허기질 때는 아몬드 한 줌과 물 한 잔을 먹었다.

마이크의 행동 전략

마이크는 그가 마주친 문제가 몇몇 사람이 겪는 것처럼 운동하는 데에 있어 흥미를 못 느낀다거나 재미가 없어서의 문제가 아니라는 것을 알고 있었다. 그에게는 업무와 삶의 균형을 맞추는 것이 문제였다. 마이크는 운동을 하려 하기보단 일을 먼저 끝내려는 경향이 있다는 것을 파악하고, 자기 관리와 업무 중요도 사이의 균형을 맞추기 위해 노력했다. 뿐만 아니라 마이크는 편안함을 주는 저녁의 와인 한 잔이 매우 끊기 힘들다는 것을 느꼈는데, 안락함을 주는 와인을 잃을 생각을 하니 꺼려지는 것은 당연지사이다.

우리는 먼저 그가 할 수 있는 것들에 집중하면서 천천히 나아가기로 했다. 철인 삼종 수업에 완전히 참여하는 것이 아니라 절반만 참여함으로써 마이크가 좀 더 자신감 있고 충실하게 계획을 실천할 수 있도록 하였다. 뿐만 아니라 와인을 끊는 것보다 식단을 먼저 개선하고, 간식을 끊는 데 더 집중하기로 했다.

시작하고 나서 몇 주간은 힘든 시간이었다. 마이크는 자신이 좋지 않은 습관을 많이 가지고 있으며, 이를 바꾸는 것이 정말 힘들다는 것을 뼈저리게 느꼈다. 그러나 그는 견뎌냈고, 이런 도전을 이겨내는 작은 성공의 순간들을 성취할 수 있었다. 또한 마이크는 도전을 이어나가면서 본인의 내면에 숨겨진 생각을 발견할 수 있었다. 그는 뛰어난 철인 삼종경기 선수이자 창의적인 생각을 마구 뿜어 댔던 자신과 영영 멀어질지도 모른다는 노화에 대한 두려움에 매여 살고 있었던 것이다. 나이를 먹어갈수록 더욱 더 겁이 났다. 그는 패배감을 느끼지 않기 위해 건강을 해치는 행동들을 통해 위안을 삼았다.

이것은 커다란 발견이었으며 이는 우리에게 그의 공포심을 생활 방식 속 많은 선택들과 연결할 수 있는 기회를 마련해 주었다. 이러한 깨달음은 그가 관리 가능한 범위 밖에 있었다고 믿었던 것들을 구체적으로 스스로 선택하여 통제할 수 있는 힘을 주었다. 그의 공포심에 대해 얘기하며 우리는 그것이 '에너지가 고갈된 중년'이라고 그가 스스로를 인식하는 데서 기인한 것이라는 걸 발견했다. 우리는 의식적으로 그의 관심을 위협에서 기회로 바꾸기로 하고, 나이 먹는 것을 부정적으로 인식하지 않고, 건강하고 활력 있게 나이 먹는 것에 초점을 맞추도록 했다.

이러한 변화를 촉진하기 위해 우리는 건강을 위해 시간과 노력을 기울이는 것을 포함해 마이크가 일상에서 얻는 작은 성취들에 대해 매일 감사하는 시간을 갖도록 하였다. 시간이 흐를수록 마이크는 이러한 연습들을 통해 자기 파괴적이었던 삶에 해로운 습관들을 떨쳐 버렸다. 뿐만 아니라 자기 발전적인 노력과 새로운 생활방식에 대한 선택이 그에게 훨씬 더 큰 기쁨을 준다는 것을 알게 되었다.

결과

첫 4주 동안 마이크에게는 몸무게와 체력에 커다란 향상이 있었다. 뱃살이 줄어들면서 신체적으로 좀 더 편안해졌고, 정신적으로도 그의 업무성과를 관리하는 것이 나이가 들수록 오히려 수월해졌다. 건강을 되찾으면서 그는 건강이 업무습관에도 영향을 미치는 것을 느꼈다. 체력이 향상되니 조직관리에 더 힘을 쏟을 수 있었고 시간관리도 더 효율적으로 할 수 있었다.

팀원들도 그의 달라진 외모와 태도에 다른 방식으로 반응하기 시작했다. 사무실에서의 플레이타임은 팀 내에서 아주 긍정적인 반응을 일으켰고 그 결과 팀원들은 서로서로 자연스럽게 협업하기 시작했다. 마이크는 플레이타임을 가지고 난 이후부터 팀원들이 그와 대화하거나 창의적 프로세스에 참여하는 과정에서 좀 더 적극적인 자세로 임하는 것을 볼 수 있었다. 이러한 유대감은 그로 하여금 창의적 팀의 일원으로서의 소속감을 다시금 느끼게 해 주었다. 마이크는 직장에서 즐거움을 되찾게 되었고, 매일 회사에 출근하는 것이 기다려졌다. 다시 활력을 되찾은 기분이었다. 또한 놀랍게도 그러한 변화들과 함께 그는 과거에 그랬던 것처럼 창의적인 아이디어들이 다시 자연스럽게 떠오르고 있다는 것을 느끼게 되었다.

몇 달이 지나자 마이크는 체중이 엄청나게 줄었고, 그에게서 나이 든 것이 아닌, 좋은 와인처럼 잘 숙성된 예전 철인 삼종경기 선수의 모습이 보였다. 와인에 관해 말하자면, 그는 건강과 체력이 향상되면서 더 이상 와인을 마시는 것이 즐겁지 않았다. 술을 마시고 난 다음의 느낌이 싫어진 것이다. 그는 다시금 운동선수가 된 것 같은 느낌을 즐기고 있었는데 와인을 마시고 난 다음에는 그런 즐거운 느낌들이 사라졌던 것이다.

그래서 저녁에 아내와 함께 와인을 마시며 시간을 보내는 대신, 그들은 함께 요가를 배우기로 했다. 부수적인 긍정적 효과로 부부의 관계는 좀 더 친밀해졌다. 마이크 부부는 서로의 동반자가 얼마나 애틋했던지를 다시금 떠올리게 되었고 심지어 그들은 요가로 인해 나이와 함께 사라져 버린 로맨스가 다시 생겼다고 느낄 정도였다.

일 년이 지나고 마이크를 다시 만났을 때, 그는 미니 철인 삼종 경기에 참가했다고 했다. 그는 창의력이 다시 돌아왔다고 기쁨에 차 말했으며, 회사에서 창의력 챔피언의 명성을 다시 되찾았다고 말했다. 그리고 부부 금슬은 그 언제보다도 좋다고 했다. 마이크는 창의력을 증진시키는 운동과 식단전략 덕분에 완전히 변화된 삶을 즐기고 있었다.

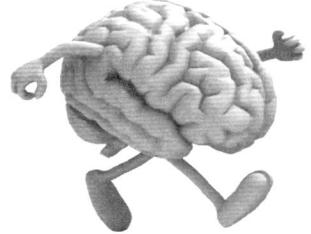

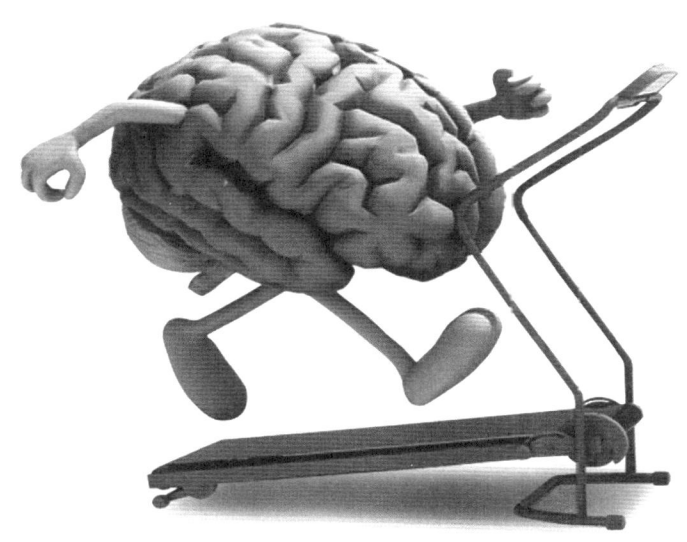

제12장

변화와 업무성과

"가장 강하거나 똑똑한 종(種)이 살아남는 것이 아니라,
변화에 잘 대처하는 종이 살아남는다."

– 찰스 다윈 –

지금까지 뇌가 어떻게 작동하는지, 스트레스와 각성이 우리의 행동에 어떤 영향을 주는지 그리고 뇌를 집중 상태로 만드는 방법과 창의력을 증진시키는 방법에 대해 이야기하였다. 그렇다면 어떻게 이 모든 발견을 활용해 개인과 조직에 변화를 일으킬 수 있을까?

조직에 새로운 계획을 소개해 본 경험이 있거나 스스로의 행동을 바꾸려고 노력해본 사람이라면 누구나 오랫동안 지속되어 온 행동을 변화시키는 것이 얼마나 어려운지 알 것이다. 많은 이들에게 이것은 심지어 실질적으로 불가능한 것처럼 보이기도 한다. 사실상 조직이나 개인의 변화의 시도들이 70% 이상 실패한다고 한다.

왜 뇌는 변화에 저항할까?

변화가 뇌에 얼마나 어려운지 이해할 수 있게 해주는 한 예를 살펴보자. 미국의 비만 문제에 관한 것이다. 질병관리본부에 의하면 미국 인구의 약 70%는 과체중이고, 30% 이상은 비만이다. 3억 명 이상의 인구를 가진 나라에서 그건 엄청난 수이다. 비만은 물론 미국에만 한정된 것은 아니다. 세계 보건 기구에 의하면, 멕시코는 세계에서 가장 뚱뚱한 나라이고, 미국은 1등과 거의 비슷한 수준의 2등이다. 칠레, 호주, 영국, 브라질, 스웨덴 그리고 노르웨이가 이 뒤를 따랐다. 사실 비만은 빠르게 세계의 유행병이 되어가고 있다. 미국은 우리에게 중요한 참고자료가 될 비만문제에 대한 조사를 30년 이상 실시하고 있다.

우리는 흔히 체중 관리란 단순히 우리가 소비하는 것보다 적은 열량을 섭취하면 되고, 약간의 자기 관리로 누구나 쉽게 살을 뺄 수 있다고 믿는다. 하지만 이러한 충격적인 비만 통계와 우리의 뇌, 동기부여 그리고 행동에 관한 지식을 통해 들여다보면 문제는 달라진다. 비만 문제는 개인이 섭취하는 열량이 소비하는 열량보다 많거나, 잘못된 음식을 선택하기 때문에 생기는 단순한 문제가 아닌 것이다.

많은 사람들이 건강한 식습관을 갖고 매일 운동을 하려고 하지만 이 중 많은 이들은 실패해서 결국 옛날의 습관으로 다시 돌아간다. 2000년 덴마크에서 진행한 연구에 따르면 몸무게를 줄인 사람들 중 85%가 3년 이내에 이전 몸무게로 돌아온다고 한다. 흥미롭게도 행동치료를 받은 사람들은 체중 조절에 성공할 확률이 높아졌다. 이는 개인의 행동 변화와 변화한 행동을 유지하는 사람의 능력에 뇌가 근본적인 역할을 한다는 것을 의미한다.

뇌와 행동 변화

도널드 헵은 1949년 그의 저서『행동의 구성』에서 학습과정에서 일어나는 신경과학적 메커니즘을 소개했다. 학습과정에서 신경세포인 뉴런들이 반복적이고 지속적으로 상호작용하며 서로 연결됨으로써 그들이 주로 이용하게 될 새로운 신경 경로를 만든다는 것이다. '헵의 법칙'이라고 설명되는 이 작용은 신경가소성에 기반을 두고 있다. 신경가소성이란 뉴런이 새로운 경험에 대한 반응으로 구조나 기능 및 조직을 바꾸는 것으로, 외부의 자극에 대하여 뉴런 간의 연결이 강화 혹은 약화되거나, 또는 새로운 뉴런끼리 연결되어 신경경로를 만드는 것을 말한다.

처음에 어떤 새로운 행동을 배울 때, 뇌 속의 뉴런은 종종 뇌의 완전히 다른 부분에 있는 다른 뉴런과의 연결을 찾아야만 하는 상황에 처한다. 맨 처음 그 연결을 완성하는 것은 뇌에게 막대한 양의 에너지를 요구한다. 하지만 한 번 연결이 만들어지고 나면, 같은 경로를 따라가는 것은 그보다 적은 에너지를 요구한다. 새롭게 형성된 경로의 반복적인 자극은 새로운 신경경로를 점점 더 튼튼하게 만들어, 결국 뇌가 이 새로운 신경경로를 선호하게 만든다.

내가 좋아하는 비유는 이것이다. 정글에서 다닐 길을 만들려고 하는 코끼리 한 무리를 생각해 보라. 첫 번째 코끼리는 나무들을 밀며 한 쪽에서 다른 쪽으로 이어질 길을 찾는 데 많은 에너지를 써야 한다. 하지만 두 번째 코끼리는 자연스럽게 첫 번째 코끼리와 같은 길을 선택할 것이다. 이미 만들어진 길을 따르는 것이 새로운 길을 만드는 것보다 훨씬 더 적은 에너지가 들기 때문이다. 무리의 모든 코끼리는 첫 번째 코끼리가 만들어 놓은 그 길을 따라 걸으며 자연스럽게 덜 힘든 여정을 선택할 것이다. 이런 식으로 200마리 정도의 코끼리가 지나가고 나면, 그 길은 더 이상 정글의 작은 길이 아니라 넓은 길이 될 것이다. 그러면 그 길은 충분히 넓어서 모든 정글의 육지 동물들이 그 길을 선택하게 된다.

학습은 이와 매우 비슷한 방법으로 일어난다. 우리가 새로운 행동을 처음 실행할 때, 뉴런은 첫 번째 코끼리가 길을 만들 때처럼 뇌 속 100억 개 뉴런의 정글을 뚫어 바른길을 찾아야 한다. 하지만 지속적인 반복을 통해 그 길은 조금씩 더 튼튼해지고, 나중에 그 길을 따라가는 것은 뇌에 아주 적은 에너지만을 요구하게 된다. 시간이 지나고 충분한 반복을 통해 그 길 역시 넓은 길이 된다. 정글에서의 길과 같이 새로운 행동을 강화하는 길이 되는 것이다.

인간의 본능은 조금 더 복잡하다. 네덜란드 과학자인 바스 쿠이즈만 교수는 2009년 그의 저서 『Dynamic Energy Budget Theory for Metabolic Organisation』에서 지구상의 모든 동물은 잠재의식 속에 내재되어 있는 기본적 생존 메커니즘을 갖고 있다고 설명했다. 이는 변화하는 환경 조건에도 건강을 유지하고 생존할 수 있도록 에너지를 보존하고 저장하는 기제이다. 즉 뇌는 불필요하게 에너지를 사용하는 것을 좋아하지 않고, 할 수 있다면 어떻게든 에너지 소비를 막으려 한다는 것이다. 잠재의식 속에서 에너지를 소비할 가치가 없다고 느끼면, 뇌는 에너지를 쓰지 않으려 할 것이다.

동물들과 마찬가지로 인간은 가능하면 에너지를 보존하려는 본능을 가지고 있다. 사람의 뇌는 피해야 하는 즉각적인 위협에 우선순위를 두며 발달했다. 식량원이 희박할 때 매우 효과적인 생존 기제인 이 본능은 먹을 것이 풍부해지면서 더 이상 에너지를 사용할 필요가 없어진 인간을 격렬한 움직임이 더 이상 필요하지 않아 주로 앉아서 생활하는 종(種)으로 만들었다.

하지만 우리는 종종 진화적 본능에 의해 행동한다는 것을 알아차리지 못한다. 간단한 예로 잠재의식은 사람들이 계단을 이용하는 것보다는 에스컬레이터를 타는 것을 선택하게 만든다. 몇 년 전, 가족들과 함께 로스앤젤레스의 유니버설 스튜디오에 간 적이 있다. 스튜디오 내 버스 투어는 중간 중간 재미있는 깜짝 요소들과 함께 방문자들에게 야외 촬영지 무대의 뒷모습을 보여주었다. 투어의 시작과 끝은 계단이나 에스컬레이터로 도착할 수 있는 테마 파크의 낮은 층에 위치해 있었다.

흥미로운 버스투어 후, 가족과 나는 테마 파크로 올라가는 에스컬레이터를 타려고 참을성 있게 서서 기다리는 방문객들의 긴 줄에 놀라지 않을 수 없었다. 올라가는 것과 내려가는 에스컬레이터 모두 사람들로 가득 차 있었다. 사람들이 사용하지 않는 외로운 계단이 두 에스컬레이터 사이를 가르고 있었다. 방문객들은 약속이나 한 듯 계단을 오르는 것보다 에스컬레이터를 타기 위해 줄 서서 기다리는 것을 더 선호했다. 계단을 이용하는 것이 더 빠르고 건강에 좋을지라도, 그들의 뇌는 계단을 이용하는 것을 생각조차 안 했다. 계단을 이용하는 것이 에스컬레이터를 이용하는 것보다 더 많은 에너지를 요구하기 때문이다. 계단을 실제로 이용하는 누군가는 아마도 반복적 실행을 통해 에너지를 보존하려고 하는 뇌의 자연적 충동을 이겨내는 것을 배운 사람일 것이다.

　나는 에스컬레이터를 줄 서 기다리던 방문객들 중 몇몇은 그들의 삶 어느 순간에 에스컬레이터 대신 계단을 이용하는 것을 고려해 봤을 것이라고 확신한다. 심지어 운동 프로그램을 시작하는 것을 고려해 보았을지도 모른다. 많은 이들과 마찬가지르, 그들은 아마도 엄청난 열정과 함께 삶의 방식에 변화를 시도했을 것이다.

　하지만 며칠, 또는 몇 주가 지난 후 왠지 모를 이유로 그 열정은 완전히 사라지고 이전보다 더 꺾인 의욕과 사기만 남아 그들의 오래된 행동습관으로 돌아갔을 것이다. 에너지를 브존하려는 뇌의 본능적인 욕구는 엄청나게 강하여, 만약 뇌가 이 모든 '신체 활동에 대한 생각'을 받아들이지 않는다면 이것은 우리를 비참하게 실패하게 만들고 계단 대신 에스컬레이터를 타거나 피트니스 클럽 대신 소파를 선택하는 것과 같이 에너지를 보존하는 행동으로 돌아오도록 만드는 것이다.

　직장에서도 새로운 행동을 배우거나 새로운 시도를 하는 것이 처음에는 열정적으로 시작되지만 지속적인 실행이 이루어지지 않아 결국 잊히게 되는 경우를 흔히 볼 수 있다. 나 역시 많은 조직에서 지위고하를 막론하고 이런 현상이 일어나는 것을 보았다. 또한 건강을 되찾기 위해 필사적으로 행동에 변화를 가져야 할 개인 고객들도 이런 과정을 반복하는 것을 보아 왔다. 뇌는 에너지를 소비하는 것이 보존하는 것에 비해 얼마나 이득이 되는지 인식하지 못하는 한, 변화하려는 시도가 얼마나 강한지와 관계없이 모든 시도에 저항하려 할 것이다.

매우 중요한 질문이 여기에 있다. 그렇다면 어떻게 뇌가 변화를 '받아들이도록(Buy in)' 할 수 있을까? 어떻게 에너지에 드는 비용이 투자할 만한 가치가 있는 변화라고 뇌가 인식하고 믿도록 만들 수 있을까? 질문의 답은 인간의 감정에 있다.

감정과 행동 변화

누구든 몇 년 동안 꾸준히 노력해도 여전히 자연스럽게 나오지 않는 행동과 반대로 딱 한 번만 시도했는데 변화에 성공한 행동을 떠올릴 수 있을 것이다. 대부분의 경우 상황을 살펴보면 감정이나 강한 느낌이 차이를 만들었다는 것을 알 수 있다.

간단한 예를 들어 보겠다. 킬라니가 4살쯤 될 때까지 우리는 그녀에게 하루에 두 번 양치를 하는 것을 가르치는 데 애를 먹었다. 전형적인 유아답게 그녀는 왜 그렇게 어른들이 양치에 야단인지 이해하지 못했다. 킬라니가 시키지 않아도 하루에 두 번 양치를 하기 시작한 것은 매일 독촉하고 양치 게임을 한 지 족히 2년이 흐른 후였다. 이 과정은 우리에게 많은 인내심을 요구했고, 킬라니 역시 규칙적인 양치에 에너지를 소비하는 것의 가치를 받아들이는 데 힘든 시간을 가졌을 것이다.

다른 한편으로 킬라니가 같은 나이였을 때 매우 빠르게 평생 남을 학습을 한 예가 있다. 누군가 요리를 하고 있을 때마다 킬라니는 항상 스토브에 대해 몹시 궁금해했었다. 매번 그녀는 까치발을 들고 버너의 파란 불을 만지려고 했고, 우리는 그녀에게 파란 불을 만지면 다칠 거라고 매번 경고했다. 하지만 어린 킬라니에게는 다친다는 개념이 없었기 때문에 경고는 통하지 않았다.

어느 날, 내가 요리를 하던 중 냉장고에서 뭔가 꺼내려고 잠시 스토브에서 멀어졌을 때 끔찍한 비명을 들었다. 고개를 돌려 뒤를 보니 킬라니가 작은 손을 잡고 스토브 앞에서 울고 있었다. 나는 재빨리 킬라니를 싱크대로 데려가 손가락에 찬물을 부었다. 다행스럽게도 화상은 심하지 않았고 그녀는 금방 나았다. 하지만 그녀는 이후 다시는 스토브를 만지려고 하지 않았다. 어른이 된 지금까지도 킬라니는 스토브의 불꽃을 여전히 매우 조심한다.

그녀의 뇌 속에서 일어난 것은 강렬한 감정의 경험, 혹은 사건이 어떻게 평생 동안 남을 뉴런의 길을 즉각적으로 만들어내는지의 완벽한 예이다. 고통에 대한 킬라니의 인식은 너무나 강렬해서 강한 공포 반응을 야기했고, 이것은 즉각적인 장기 학습을 만들어냈다. 너무 강렬해서 이 학습은 수십 년 동안 남을 것이고 아마도 그녀의 여생 동안 계속 남아 있을 것이다.

물론 이 예가 고통과 두려움이 아이들에게 좋은 학습 도구라는 것을 의미하지는 않는다. 오히려 아이들에게 학습 장치로 의도적으로 두려움을 심는 것은 불필요한 트라우마를 야기하는 것으로, 외상 후 스트레스 장애와 많은 다른 심리적 문제를 낳을 수 있다. 어쨌든, 킬라니가 그날 충격적인 경험으로부터 배운 것은 단순한 진화적 생존 기제이다. 만약 특정한 행동이 신체적 피해를 야기했다면 그 행동을 반복하지 않도록 각인시켜 주는 것이다. 킬라니에게 그날의 경험은 아주 좋은 수업이었다.

이처럼 새로운 행동을 배우는 속도는 감정적 관여에 영향을 받는다. 만약 감정이 학습에 관여되어 있지 않다면 행동이 습관이 되기까지 더 긴 시간이 걸린다. 양치를 배우는 것과 같이 말이다. 따라서 감정은 학습의 '볼륨 버튼'이다. 적절한 수준의 감정적 동기에 도달할 수 있는 우리의 능력은 행동 변화를 가속할 수 있고, 그 행동을 더 오래 지속할 가능성을 높인다.

그렇다면 두려움, 불안감, 화 그리고 슬픔과 같이 부정적인 감정들만이 학습에 유일한 '볼륨 버튼'일까? 전혀 그렇지 않다. 긍정 심리 분야의 연구는 긍정적 감정이 관여된 행동 변화가 훨씬 더 강력하다는 것을 보여준다. 펜실베이니아대학의 마틴 셀리그먼 박사는 2009년 '옥스포드 교육리뷰'에서 행복을 추구하는 데서 오는 흥분과 즐거움 그리고 그로부터 얻는 보상은 부정적인 결과를 피하기 위해 얻은 학습보다 훨씬 더 강력한 영향을 준다고 했다.

이것을 체중 관리의 예로 설명해 보자. 2012년 '행동 영양과 신체 활동에 관한 국제 저널'에 게재된 글에 의하면, 저자 페드로 티

12. 변화와 업무성과

웨이라와 동료들은 살을 빼려고 노력하는 대부분의 사람들이 외적인 목표를 가지고 살을 빼고자 한다고 말한다. 매력적인 외모를 갖거나, 날씬함의 사회적 기준에 맞추거나, 의사의 지시에 따르거나, 또는 다른 이들로부터 차별받지 않기 위한 것 등이 그것이다. 하지만 이러한 외적 동기들은 더 건강해지길 소망한다거나, 자기 성장을 목표로 한다거나 하는 내부적 동기보다 훨씬 낮은 장기적 성공률을 가지고 있다고 한다.

외적 동기는 체중계의 숫자에 집중하는 것과 같이 결과 지향적이다. 내적 동기는 목적지에 집중하는 것보단, 여행 자체의 즐거움을 추구하는 과정 지향적이다. 따라서 긍정적인 감정과 자기 성장에 초점을 맞추는 관점은 훨씬 강력한 동기부여가 되며, 부정적인 감정을 피하려고 부여된 단기적인 목표 지향의 동기보다 훨씬 더 오래 지속될 가능성이 높다.

이런 긍정적이고 과정 지향적인 접근을 자발적 의지라고 한다. 긍정적인 생각과 자기성장에 대한 의지로 감정의 '볼륨'을 높임으로써 새로운 행동을 더 오랫동안 실천할 수 있게 된다. 이것은 차례로 뇌 속에 새롭게 형성된 뉴런의 연결 강도를 높이고, 반복을 통해 뇌가 선호하는 새로운 기본 행동이 된다.

물론 외부적 동기가 새로운 행동이 필수적이라는 감정적 인식을 야기하는 경우도 많다. 이것은 강력한 시동장치로 기능할 수 있다. 하지만 새로운 행동이 채택되고 난 후의 동기 수준은 급격히 떨어지는 경향이 있다. 부정적이고 외부적인 동기부여를 긍정적이고 내부적인 것으로 대체하지 않으면, 새롭게 학습된 행동의 지속 기간은 매우 짧아질 가능성이 높다.

예를 들어, 이전에 나의 고객이었던 다국적 금융기업의 CEO가 있었다. 그는 앞으로 자손 3대는 먹여 살릴 수 있을 만큼 충분한 돈을 벌었지만 엄청나게 과체중이었다. 항상 과음을 했고 보이는 모든 것을 먹었다. 지구상에 그의 방식을 바꾸도록 설득시킬 수 있는 사람은 없는 것으로 보였다.

그가 무엇보다 사랑했던 것은 가족이었다. 그는 아내와 아이들을 끔찍이 사랑했다. 하지만 그의 건강에 대한 가족의 걱정조차도 그의 식습관을 바꾸지는 못했다. 그러던 어느 날, 작은 기적이 일어났다. 일요일 아침 7살짜리 아들 맥스는 주방으로 걸어가 아빠를 안았다. 그러고 나서 그를 올려다보며 말했다. "아빠 그거 알아요? 나는 아빠를 안아줬을 때가 정말 그리워요." "그게 무슨 말이니?" 아빠가 물었다. "있잖아요," 맥스가 대답했다. "전에는 내 팔로 아빠에게 큰 포옹을 해줄 수 있었어요. 그런데 지금은 내 팔이 아빠 등에 닿지 않아요." 아빠를 포옹하는 아들의 기쁨을 빼앗았다는 생각은 엄청난 감정적 충격을 낳아서 그는 즉시 모든 건강하지 못한 행동을 그만두고 올바른 것을 먹고 운동을 하기 시작했다.

그의 뇌에서 일어난 첫 번째 동기 부여의 방아쇠는 부정적 감정이었다. 그의 아들이 말했던 것에 대해 느끼는 슬픔이었다. 하지만 그가 건강을 되찾기로 결심하고 난 후에는 긍정적이고 행복한 감정이 그의 결심을 더욱 부채질했다. 아들이 그에게 다시 큰 포옹을 해줄 수 있게 되었을 때 자신과 아들이 느낄 기쁨을 그려보기 시작했다.(이 시점에서 그의 동기는 긍정적이었지만, 결과 지향이었기 때문에 여전히 가장 강력한 동기는 되지 못했다.)

몇 개월 뒤, 그는 목표에 도달하였고 그의 아들은 다시 큰 포옹을 해줄 수 있게 되었다. 아들의 눈에서 보았던 엄청난 기쁨과 자신이 느낀 행복감은, 그의 건강과 신체를 다시는 이전의 통제 불능 상태로 만들지 않겠다는 결심을 공고히 하는 데 큰 역할을 했다. 그는 또한 건강할 때의 느낌을 즐기기 시작하였다 이것은 줄어든 허리둘레보다도 그 과정, 즉 건강이 주는 에너지와 건강함의 느낌에 초점을 맞춘 또 다른 내적 동기가 되었다.

몇 년 후까지도 나는 그의 소식을 간간히 들었는데, 여전히 스스로를 잘 돌보고 다시 찾은 건강한 삶을 즐기고 있다고 했다. 그의 뇌는 건강한 식사와 운동의 이점이 건강하지 못했던 시절의 '편안함'이나 '기쁨'을 훨씬 더 능가한다는 것을 학습했다. 건강한 행동은 이전의 건강하지 못했을 때의 행동을 대체했고, 새로운 생활습관이 되었다.

통합 변화 모형

60여 년 전, 사회 심리학 조직변화이론의 선구자인 커트 레빈
은 변화의 3단계 과정을 만들었다. 이 단계에 따르면 우리는 첫
째로 변화에 대한 저항을 '녹여야(Unfreeze)' 한다. 이것은 우리가 변
화를 더 잘 받아들이도록 만든다. 다음 단계로는 변화를 "실천"한
다. 마지막 단계로는 그 변화가 영구적으로 유지될 수 있도록 새
로운 행동을 '얼려야(Freeze)' 한다. 이는 변화가 즉각적으로 일어나
는 것이 아니라, 일련의 과정이라는 것을 제시한 이론이었다. 변
화가 일어나는 속도는 매우 짧은 것으로 보일 때도 있지만, 어떤
때는 수십 개월, 수십 년, 또는 심지어 몇 세대가 걸리는 과정이
될 수도 있다.

과거 60여 년간 이 변화과정에서 일어나는 심리적 동기에 대해
많은 연구가 있었다. 오늘날 가장 흔하게 사용되는 모형 중 하나
는 '변화의 범이론적 단계(Transtheoretical Stages of Change)'이다. 1970
년대에 제임스 프로체스카와 카를로 디클레멘테에 의해 고안된 이
변화 단계는 개인이 변화에 준비가 될 때까지의 점진적인 과정을
보여준다. 그들은 이 모형을 건강분야에 종사할 때 만들었으며 당
시 그들의 관심은 사람들이 건강해지는 행동을 향상하는 데 있었
다. 하지만 이후 이 모형은 건강 분야뿐 아니라 어떤 변화에도 일
반적으로 적용 가능한 모형으로 지금까지 인정받고 있다.

변화의 범이론적 모형은 5개의 단계로 구성되어 있다. 인식 전
단계(Pre-contemplation), 인식단계(Contemplation), 준비단계(Preparation),

실행단계(Action) 그리고 유지단계(Maintenance)이다.

인식 전 단계에서는 변화가 필요하다는 것을 인지하지 못한다. 비만을 예로 들면, 이 단계에서 과체중인 사람은 몸무게를 줄일 필요를 못 느낀다.

인식단계는 변화가 필요하다는 것을 인지하는 단계이다. 하지만 어떤 의미 있는 실제 행동으로 이어지지는 않는다. 이 단계는 살을 뺄 필요가 있다는 동료들의 피드백, 또는 의사의 조언 등과 같은 외적 동기부여에 의해 시작될 수 있다. 이 단계에서 과체중의 사람은 살을 뺄 필요를 인지하겠지만, 아직 의미 있는 변화를 시도하지는 않는다. 이때 뇌는 행동의 변화가 에너지를 소비할 가치가 있는지 없는지, 그것이 아무 변화도 시도하지 않았을 때의 이점을 능가하는지 판단하려고 한다. 인식단계에 머무는 시간은 외부동기 요소에 얼마나 강하고 감정적으로 반응하느냐에 따라 달라진다. 감정적 반응이 강할수록 동기와 학습은 더 강해지고 변화에 필요한 행동으로 옮기는 데 시간이 적게 걸린다.

행동을 바꾸려는 결정을 하고 나면, 사람들은 준비단계로 넘어간다. 이 단계에서는 행동을 바꾸겠다는 결심과 흔께 구체적인 준비에 들어간다. 과체중인 사람은 피트니스 클럽어 멤버십을 등록하거나, 영양 강좌를 등록한다. 하지만 여전히 아직 시작은 하지 않고 있다.

행동단계에서 사람들은 실제로 행동에 옮기기 시작한다. 과체중인 사람은 더 건강한 음식을 고르거나, 적게 먹거나, 운동을 하거나, 또 이 모든 것을 다 하거나 하는 등 건강해지는 행동을 시작한다.

최종적으로 유지단계에서 변화는 강화되고 지속된다. 이것은 행동 변화에 있어 중요한 단계이다. 행동에 의식적인 변화를 만들고자 하는 사람들 대부분은 그들의 동기를 외적 동기에서 내적 동기로 바꾸지 못하는 이상 변화를 지속하지 못한다. 예를 들어, 의사가 경고했기 때문에 살을 빼는 것은 잠시 동안은 가능하지만 그것만으로는 살 빼는 행동을 장기적으로 유지할 가능성은 적다. 내적 동기에 초점을 맞추는 것은 행동 변화를 훨씬 오래 유지할 수 있으며, 지속적으로 변화의 이점을 강화한다. 내적 동기로는 운동의 재미, 건강한 음식을 먹을 때의 기쁨, 에너지 넘치는 직장생활 등이 있다.

프로체스카와 디클레멘테는 모든 사람들이 이 단계들을 순조롭게 진행하는 것은 아니라고 경고했다. 어떤 사람은 한 단계 또는 다른 단계에서 오랫동안 멈춰 있을 수도 있고, 또는 중간에 한 단계를 건너뛸 수도 있다. 심지어, 거쳤던 단계를 다시 돌아올 수도 있다. 이것은 재발이라고 하는데, 이는 뇌가 행동 변화의 이익을 인식하는 것을 멈췄을 때 종종 일어난다. 예를 들어, 아주 약간의 몸무게를 줄이는 데 얼마나 많은 노력이 드는지 실감할 때, 운동에 지쳤을 때, 또는 건강한 음식을 선택하는 게 피곤해졌을 때, 뇌는 서서히 예전 행동에 썼던 오래된 신경 경로를 재활성화하기 시작한다. 특히 변화의 초기 단계에서, 예전 신경 경로는 쉽게 이전 행동의 재발을 낳으며 이러한 재발은 새로 만들어진 경로를 가는 것보다 훨씬 더 적은 에너지를 요구한다. 재발 기간이 길어지면, 사람들은 다시 처음 단계인 인식 전 또는 인식단계로 돌아갈 수도 있다.

2004년 조직변화 전문가 제프 하이앗은 ADKAR 모형을 고안했다. 조직에 해당하는 변화의 범이론적 단계라 할 수 있다. ADKAR는 인식(Awareness), 욕구(Desire), 지식(Knowledge), 능력(Ability) 그리고 강화(Reinforcement)를 의미한다.

그의 저서 『ADKAR: 기업, 정부 그리고 지역사회에서의 변화모형』에서 하이앗은 인식은 변화의 첫 번째 필요조건이라고 하였다. 그 후 인식은 욕구로 전환되고, 욕구는 변화에 필요한 지식을 갖게 하며, 지식은 실행할 수 있는 능력을 낳는다. 그러고 나면 변화는 지속적 반복에 의해 강화된다. 변화의 범이론적 모형과 ADKAR 모형엔 다음 그림이 보여주듯 공통점이 있다. 이 두 모형 사이의 연결을 '통합 변화 모델'로 볼 수 있다.

인식 전 단계에 있는 사람은, 앞으로 나아가기 위해 변화의 필요성을 인식해야 한다. 인식이 없이는 욕구도 없다. 욕구는 준비로 이끈다. 바뀔 준비가 되어 있는 뇌는 지식에 더 수용적이다. 지식은 행동으로 이끄는 능력에 힘을 부여한다. 새로운 행동이 반복되고 긍정적으로 강화되었을 때 오래 지속될 가능성이 높고, 이런 과정을 통해 새로운 행동이 완전히 자리 잡게 된다.

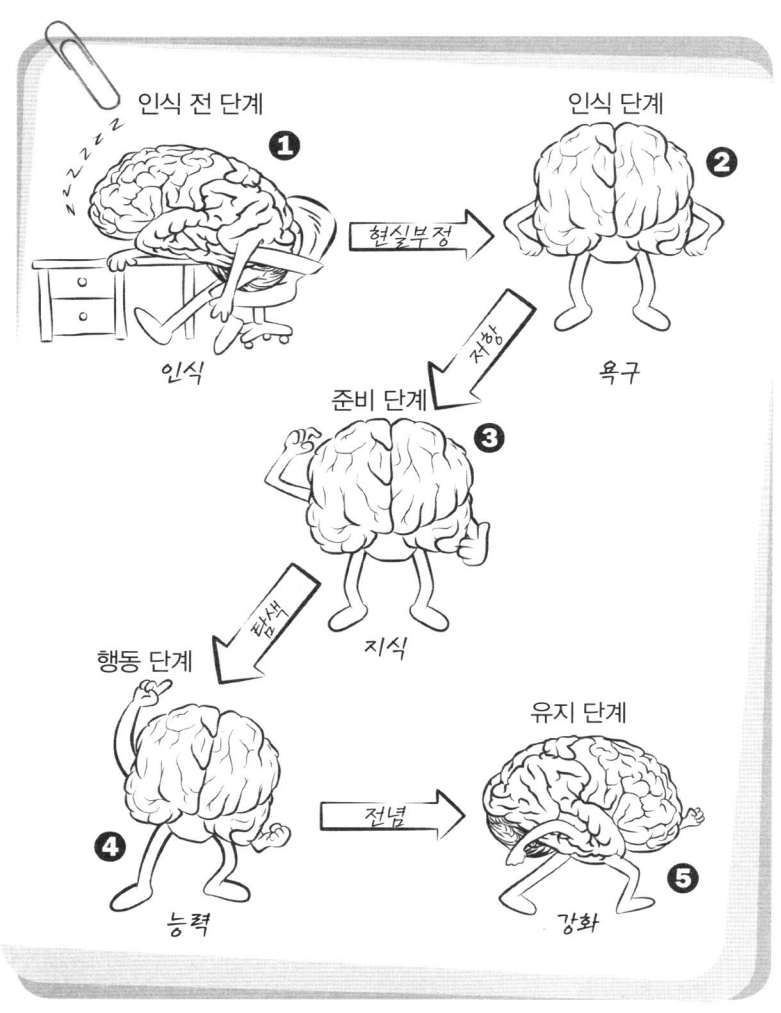

두 모형은 상호보완적이며 우리에게 변화 관리 계획을 위한 강력한 로드맵을 제공한다. 그것이 개인이 좀 더 건강한 습관을 갖기 위한 변화이건, 조직의 정책 변화이건, 인식 전 단계에 있는 개인

이나 직원은 처음에 저항할 것이다. 이는 단순히 그들의 뇌가 변화하는 데 필요한 에너지를 상쇄할 만한 변화의 필요성이나 이익을 찾지 못했기 때문이다. 이러한 사람들에게는 변화하고자 하는 정서적 동기를 유발할 만한 충분한 인식을 만들 전략이 필요하다.

모든 직원들이 변화에 대해 인식 전 단계에 있는 것은 아니다. 어떤 직원은 필요성을 인식하지만 아직 결심은 하지 않은 인식 단계에 있을지도 모른다. 어떤 직원은 변화에 필요한 지식을 습득하는 준비 단계에 있을 수도 있고, 또 어떤 직원들은 이미 행동 단계에서 스스로 상황에 맞춰 행동하고 있을 수도 있다. 이러한 직원들에겐 그 행동을 지속시킬 수 있는 강화전략을 필요로 한다. 이는 조직에서 변화 전략을 실행할 때, 직원들이 변화 모형에서 어떤 단계에 있는지를 파악하고 각 단계에 있는 직원들에게 적용할 적절한 변화관리 전략이 반드시 필요하다는 것을 의미한다.

지금까지 변화에 필요한 노력이 가치가 있다는 생각을 '받아들이지' 않은 뇌가 어떻게 변화에 저항하는지 살펴보았다. 변화의 다양한 단계를 거치며 뇌 속에서 새로운 신경 경로를 만드는 것이 가능하다는 것 또한 알게 되었다. 과연 더 빠르고 효율적으로 변화에 반응하도록 뇌를 훈련할 수 있을까 하는 질문은 충분한 연구가치가 있다. 그리고 그에 대한 대답은 "Yes"이다. 여기에는 운동과 영양이 좋은 해법을 제시할 수 있다.

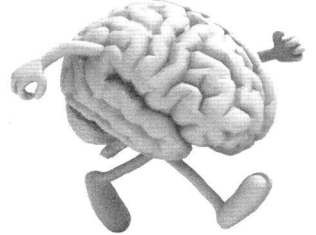

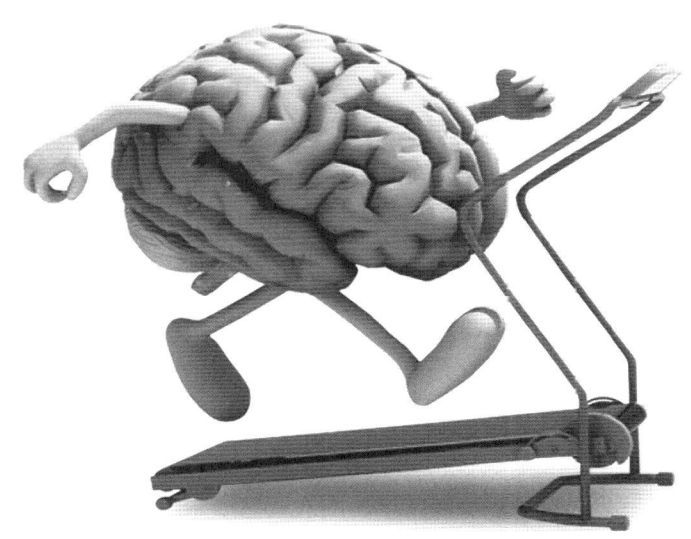

제13장

변화를 위한 전략

"변화는 필수이고 성장은 선택이다."

– 존 C. 맥스웰 –

앞서 우리는 운동과 영양이 어떻게 뇌세포를 만들고, 에너지 보유량을 늘리고, 신경전달물질의 흐름을 도와주는지 배웠다. 이런 이점들이 뇌의 역량을 발전시킨다고 말할 수 있을 것이다. 그러나 뇌의 역량이 높아진다고 해서, 그 자체로 뇌를 변화시킨다고 말할 수는 없다. 반드시 변화된 행동을 통해 뉴런으로 하여금 새로운 연결을 찾게 만들 때만이 새로운 신경경로가 생기는 것이다. 우리는 또한 새로운 행동을 배울 때 굉장히 오랜 시간이 걸린다는 것을 배웠다. 그러므로 직장에서 무언가 새로운 행동을 배우는 것 역시 비용이 많이 드는 과정이라 할 수 있다.

이 책에서 나는 직장인의 업무능력을 운동선수의 운동능력과 비교했다. 운동선수는 대부분의 시간을 훈련하며 새로운 기술과 행동을 연습하는 데 쓰고, 적은 비중의 시간을 경기장에서 실제 경기를 하는 데 쓰는 데 반해 대부분의 직장인에게 이 비율은 반대가 된다. 직장인은 일반적으로 연습하는 시간보다 실제 업무를 실행하는 데에 훨씬 많은 시간을 쓴다.

운동선수만이 실제 경기보다 훈련에 더 많은 시간을 사용하는 직종은 물론 아니다. 항공기 조종사나 전투기 조종사도 마찬가지다. 전투기 조종사들은 전투를 준비하거나 새로운 전투기를 조종하기 전에(당연히 수백만 불을 호가하는 전투기를 바로 조종하지 않는다) 비행시뮬레이터를 통해 수십, 수백 시간 동안 여러 상황에서의 조종방식을 연습한다. 이러한 방식으로 전투에서 이기고 피해를 최소화하며 임무를 완수하는 데 필요한 행동들을 습득한다. 조종을 마스터하고 몇천 시간의 실제비행을 한 후에도 조종사들은 숙련도를 유지하기 위해 비행시뮬레이터로 해마다 일정 시간 동안 연습을 한다. 최근 캐나다 방송 네트워크(CTV)의 보도에 따르면 현재 전투기 조종사들은 총 비행시간의 20퍼센트를 시뮬레이터에서 보내는데, 군 지휘부는 이를 최소 50퍼센트로 늘려 실력은 유지하며 운영비를 줄이는 방안을 고려하고 있다고 한다.

　이런 상황이 직장에 적용될 수 있는가? 만일 경쟁사회의 '전투'에서 승리하고 사업장에서 손해를 최소화하며 운영비를 줄일 수 있게 도와주는 경영과 행동방식을 배울 수 있는 '시뮬레이터'가 있다면 어떻겠는가? 당연히 그러한 시뮬레이터는 투자 대비 엄청난 고수익을 가져오는 대단한 발견일 것이다. 여기어 굉장한 뉴스가 있다. 실제로 그런 시뮬레이터가 존재한다. 바로 운동과 영양이다. 신경과학은 운동과 영양이 업무성과를 내는 데 긍정적인 효과를 가져다준다고 다각적으로 증명하고 있다.

　적절한 운동과 영양이 주는 혜택은 실로 다양하다. 직원들을 더욱 건강하게 만들고 스트레스에 영향을 덜 받게 함으로써 집중력과 창의력을 높이고 이는 좋은 성과로 이어진다. 적절한 운동과 영양을 통해 얻게 된 에너지와 습관은 시뮬레이터만큼이나 강력한 기능을 할 수 있어 사업 성공에 필수적인 행동방식을 '리허설'할 수 있게 한다.

　운동과 영양섭취 행동을 바꾸는 데 연결된 많은 신경회로가 직장에서 우리의 행동을 바꾸는 데 동일하게 작용한다. 운동을 하고 영양관리를 하면서, 직장에서 필요한 많은 능력과 기술을 배우게 되는 것이다. 불편함을 참고, 스트레스가 있는 상황에서도 이성을 유지하고 침착하게 감정을 전달하는 적응력과 같은 능력 등이 그것이다. 예로, 새로운 운동을 배울 때 마음대로 되지 않는 것에 대한 좌절감을 관리하는 법을 배운다. 혹은 건강에 좋은 새로운 식단에 적응하고자 할 때, 몸에 안 좋은 음식의 유혹을 떨쳐내는 연습을 하게 된다. 이러한 상황에 뒤따르는 내적 갈등은 새로운 업무기술을 배우거나 새 프로젝트를 진행할 때, 업무 중 주의가 흐트러지지 않고 집중해야 할 때 겪는 내적 갈등과 비슷하다.

운동이나 건강한 식단을 실천하는 행동을 반복하면 뇌가 이 새로운 신경회로에 적응하게 되어 행동에 필요한 에너지가 적어지고 결국 변화에 덜 저항하게 된다. 이처럼 운동과 영양을 통해 변화에 적응하게 된 뇌는 조직의 변화에도 더 쉽게 적응한다.

변화를 위한 당신의 로드맵

변화는 뇌에 엄청난 절제력과 감정적 몰입을 필요로 하는 과정이다. 하지만 뇌가 변화를 받아들인다 해도 그것이 전부가 아니다. 변화를 시도하려는 순간 그 의지를 꺾으려는 일상의 요소들로부터 도전받게 된다. '행동단계'에 도달한 많은 이들이 원만한 변화과정을 기대하지만 대부분 항해를 시작하기도 전에 현실의 벽에 부딪힌다. 실제로 인생은 사람의 힘으로 어쩔 수 없는 상황들로 가득 차 있다. 우리는 이러한 어려움 사이로 항해할 능력을 길러야 하며 '새 항해선'이 우리의 목표를 향해 진행하도록 키를 잘 잡아야 한다.

욕구, 지식과 능력은 새로운 행동을 배우는 데 기본적인 요구사항이다. 이는 특히 처음 시작하는 사람들에게 그렇다. 하지만 이 과정에서 추가되어야 하는 역량들이 있다. 나는 고객들이 인생의 도전과제를 헤쳐 나가고 새로운 행동을 배우는 것을 돕기 위해 행동 로드맵을 개발했고 'PRIMAL 성공모델'이라 이름 붙였다.

'PRIMAL'은 변화에 대한 몰입과정에 필요한 우리 뇌가 있는 원시부분, 대뇌변연계의 줄임말임과 동시에 기억하기 좋은 단어이다. 실제로 대뇌변연계는 우리의 감정을 책임지고 있으며 이전 장에서 다룬 바와 같이 감정의 몰입은 새로운 행동방식을 배우는 데 있어 '볼륨 버튼'이다.

흥미롭게도 PRIMAL은 성공한 사람들과 조직이 보여주는 다음 여섯 가지 특징 또는 기술을 묘사하는 줄임말이기도 하다. 여섯 가지는 목적의식(Purposeful), 탐색능력(Resourceful), 근면성(Industrious), 숙련도(Masterful), 포용성(Accepting), 자율성(Liberated)이다. 나는 다년간의 리더십 연구를 통해 성공한 사람들과 조직이 공통적으로 보여주는 역량과 특징을 발견하고 이 모델을 개발했다.

올림픽 선수들, 영화배우들, 인권보호 활동가와 성공한 사업가들의 행동특성을 면밀히 관찰한 결과 이들 대부분은 이 여섯 가지 역량을 스포츠나 직업뿐 아니라 인생의 여러 측면에 모두 적용한 것을 볼 수 있었다. NBA 스타인 매직 존슨은 스포츠와 마찬가지로 사업에도 성공했는데, 그는 스포츠에서 성공한 역량들을 사업에도 그대로 적용했다. 다양한 사례에서 볼 수 있듯이 우리는 PRIMAL 역량을 건강 개선, 체중 감소, 업무성과 향상 또는 더 나은 삶 등 우리가 추구하는 모든 목표에 적용할 수 있다.

목적의식: 목적의식이 있다는 것은 모든 결정과 행동이 목표를 달성하는 데 맞춰져 있다는 것을 의미한다. 목표에 항상 집중하고 일상생활의 모든 결정을 변화하고자 하는 목표에 맞춰 내리는 것이다. 목적의식의 필수요소는 어떠한 행동 또는 결정이 최종 목표와 연관이 있는지 항상 인식하는 것이다. 만일 현재 행동이 목표와 연관되어 있지 않다면, 행동의 필요성을 다시 면밀히 검토해 봐야 한다.

건강관리를 예로 들어보자. 어떤 사람이 20파운드(약 9kg)를 감량하기를 원한다고 가정해 보자. 여행을 하든, 집이나 사무실에 있든, 아프든 건강하든, 밥을 먹고 움직이는 일상의 모든 의사결정은 체중관리라는 목표를 고려해서 이뤄져야 한다. 어떤 행동에 대한 확신이 없을 땐 항상 질문을 던져야 한다. "내가 지금 내리는 결정이 20파운드를 감량하는 데 도움이 될 것인가?"

개인은 물론 팀도 목적의식을 가질 수 있다. 팀원들과 이야기를

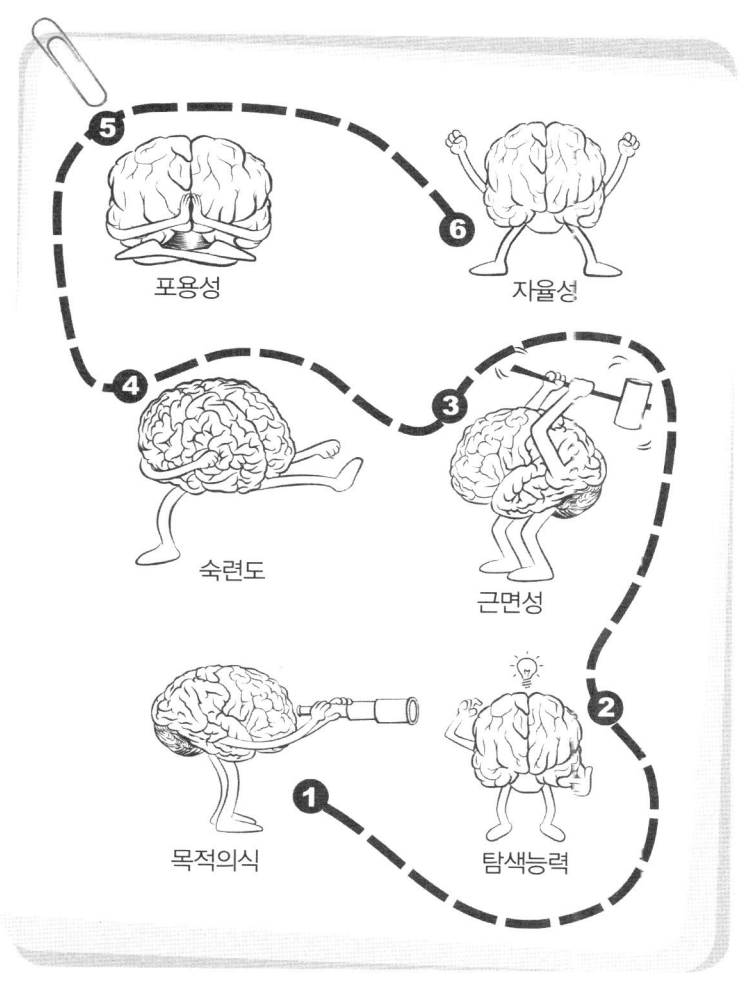

할 때 가끔씩 나는 이런 질문을 한다. "이 대화가 우리가 원하는 것을 이루는 데 도움이 되는가?" 만약 그렇지 않다면, 우리는 목표와 연관 있는 주제로 대화를 바꾼다. 목적의식은 우리가 목표를 달성하는 과정에 집중할 수 있게 해주는 데 있어 필수적이다.

탐색능력: 존 발도니는 저서『리더의 포켓가이드: 모든 상황에 대한 101개의 필수적 도구, 팁, 기술』에서 탐색능력이란 변화를 위해 어떤 자원이 필요한지 인지하고 그 자원들을 활용 가능하게 만드는 능력이라고 정의했다. 이는 새로운 자원을 찾아내거나, 기존 자원의 효용성을 높일 수 있는 능력이다. 자원에는 물리적 도구들을 비롯해 시간, 힘, 감정과 관점 등이 포함된다.

건강이란 목표를 예로 들어보자. 시간은 우리 자신을 더욱 잘 보살피고 운동을 정기적으로 하기 위해 정말 필요한 자원이다. 하지만 우리는 시간이 항상 너무 부족하다고 느낀다. 나의 코칭과 워크숍에서 참석자들이 말하는 운동을 못 하는 첫 번째 이유는 시간부족이다.

하지만 실제로 누구나 하루에 24시간을 공평하게 산다. 결국 시간 부족은 시간이 충분하지 않은 것이 아니라 남들과 똑같이 주어진 24시간을 어떻게 사용하는가의 문제이다. 만약 운동을 제외한 다른 활동에 24시간을 모두 써버리면 우리는 결코 운동을 위한 시간을 낼 수 없을 것이다. 이때 필요한 능력은 시간이라는 자원을 면밀히 검토·분석하여 우리의 시간표를 다시 짤 수 있는지 가능성을 찾아보고 운동할 시간을 만드는 것이다. 이를 성공적으로 하기 위해서는 9-11 장에서 다룬 창의력을 필요로 한다.

근면성: 메리엄-웹스터 사전은 근면성을 '지속적, 정기적 혹은 습관적으로 활동적인, 혹은 몰두하는; 부지런함'이라 정의한다.

13. 변화를 위한 전략

'근면'을 다른 말로 하면 '열심히 일함'이다. 지속적이고 헌신적이며, 활기 넘치고 성실한 방식으로 말이다. 열심히 일하는 것은 성공의 전제조건이다. 이 말에 대해서는 누구도 의문을 제기하지 않는다. 모든 성공신화에는 어느 정도의 피와 땀, 눈물이 필요하다. 하지만 근면성은 열심히 일하는 것만을 의미하지는 않는다. 이는 다른 말로 스마트하게 일하는 것을 의미한다. 즉, 에너지 관리와 연관되어 있다는 것이다. 우리는 어디에 에너지를 소비하는가? 에너지를 물 한 양동이라고 생각하자. 만일 우리가 90퍼센트의 물을 중요하지 않은 일에 낭비한다면, 진짜 필요한 곳에 사용되어야 할 물이 부족할 것이다.

다시 건강관리 목표를 예로 들어보자. 만일 우리가 뇌로 하여금 지속적으로 각성곡선의 오른쪽 혹은 왼쪽에 머물게 한다면 위협요소, 혹은 집중을 흩뜨리는 요소를 찾는 데에만 집중할 것이다. 이러한 방해물은 뇌가 너무 많은 에너지를 소비하게 만든다. 일과가 끝났을 때, 당연히 우리는 탈진했을 것이다. 탈진한 뇌는 변연계 뇌의 충동을 관리할 능력이 없고 건강한 음식과 운동 대신 건강하지 않은 음식, 술을 마시고 소파에 앉아 저녁시간을 보내고 싶은 유혹을 이겨낼 능력을 사실상 상실하게 만든다. 그러므로 근면하다는 것은 각성곡선상 성과달성 구역에 머무는 시간을 극대화하는 능력에 달려있으며 우리가 주의를 기울여야 하는 것에 집중하여, 더욱 중요한 것을 위해 에너지를 남겨 놓을 수 있는 것을 말한다.

숙련도: 숙련도와 전문성은 단순히 우리가 하는 일을 잘하는 것만을 의미하지 않는다. 당연히 우리의 기술과 경험은 숙련도에 있어 필수적이다. 하지만 진정한 숙련도를 달성하는 것은 더 많은 것을 의미한다.

댄 핑크의 저서 『Drive(동기부여): 무엇이 우리를 의욕적으로 하는가에 대한 놀라운 진실』은 숙련도란 우리가 어떤 일을 할 때 자연스러운 흐름으로 할 수 있게 되어 노력을 많이 들이지 않고 쉽게 하는 것을 의미한다고 설명한다. 숙련도와 함께, 도전과제에 대한 우리의 능력이 충분하다는 것을 알게 될 때 우리는 안도감을 느끼고 침착하게 된다.

댄 핑크에 따르면, 숙련도는 세 가지 법칙을 따른다. 먼저, 우리의 능력을 유한하게 보지 않고 무한하게 개선시킬 수 있다고 생각하는 성장 마인드이다. 두 번째는 불편함을 받아들이면서 지속적인 연습을 통해 숙련도를 추구하는 것이다. 마지막으로 숙련도는 추구할 수는 있지만 결코 완벽해질 수는 없다는 것이다. 지치지 않는 숙련도 추구는 지속적 성장을 가능케 하고 궁극적으로 우리로 하여금 도전과제와 한계를 뛰어넘게 해준다.

건강관리에서 새로운 운동과 영양요법을 배우는 것이 숙련되는 데는 시간이 걸린다. 처음에 새로운 행동을 배울 때는 어려울 뿐만 아니라 좌절감을 느낄 때도 있기 때문에 지속적인 연습을 필요로 한다. 목적의식을 가지고, 탐색능력과 근면성을 갖추면 우리는 이러한 행동을 숙련시킬 수 있으며, 숙련된 행동은 우리에게 새로운 기준이 될 수 있다. 이 단계에 이르면 새로운 행동에 편안함을 느끼고 일생에 어떠한 도전이 있어도 이겨낼 수 있다는 것을 알게 된다. 또한, 모든 필요한 기술을 습득해서 인생의 어떠한 도전에도 대처할 수 있는 회복력을 기르게 된다. 지속적으로 운동과 영양에 숙련도를 더할수록 회복력은 강해진다. 회복력은 직장생활과 같은 삶의 다른 영역에도 영향을 줘 우리가 역경에 처했을 때 편안하고, 침착하게 해줄 뿐만 아니라 더 나아가 자신감을 갖게 해 준다.

'쿵푸 마스터'를 예로 들고 싶다. 모든 사람들은 그가 그 분야에서 고수임을 안다. 고수로서 그는 매우 침착하며 주변 사람들도 성과를 올릴 수 있게 도와줄 수 있는 시간과 에너지가 있다. 마스터로서 그는 제자와 동료들의 귀감이 된다. 그는 진정한 리더다.

창의적 리더십센터(CCL)는 운동 같은 건강행동이 리더십에 효과적인 영향을 미칠 수 있는지 연구했다. CCL은 '330도 피드백'을 통해 4,000명의 경영자들을 조사 분석했다. 360도 피드백이란 동료, 부하직원, 상사, 상사의 동료나 고객들로부터 대상자에 대한 피드백을 체계적으로 수집하는 방법이다. 피드백 수집의 목적은 경영자 혹은 임원들에게 그들의 성과에 대한 다양한 관점을 제시하여 보다 나은 자기 자기인식과 개선방안을 제시하는 것이다.

CCL은 운동을 하는 임원들이 운동을 하지 않는 임원들과 다르게 주변 사람들에게 인식되는지 조사했다. 그 결과, 운동을 하는 임원들이 보다 나은 리더로 인식되며, 그들은 특히 스트케스 상황에서 더 침착하며 생산적인 것으로 나타났다. 이는 리더로서 코다 나은 회복력과 숙련도를 달성하는 데 운동이 도움이 된다는 것을 보여준다.

포용성: 포용성은 필수불가결하게 발생하는 도전들을 기꺼이 수용하고자 하는 의지이다. 계획대로 일이 안 되었을 때도 상황을 받아들이는 것이다. 우리는 계획을 가지고 있어야 한다. 그리고 목적의식이 필요하다. 하지만 포용력은 계획대로 일이 진행되지 않을 때 정신적 유연성을 가지게 하여, 장애물이 나타났을 때 대처할 수 있도록 도와준다. 포용성을 가지기 위해서 우리는 자각능력, 자기절제와 동기부여를 필요로 하고 적응과 조정에 대한 준비가 되어 있어야 한다.

『감성 지능(Emotional Intelligence)』의 저자 다니엘 골만은 조직성과 분야의 권위자이다. '하버드 비즈니스 리뷰' 기사에서 골만은 뛰어난 업무실적과 정서지능 간의 상관관계를 설명했다. 골만에 따르면, 감성지능 혹은 감성지수(EQ)는 우리 안에 내재되어 있는 나 자신을 파악할 수 있는 능력과 함께, 동시에 다른 사람들과 효율적으로 일할 수 있는 여러 가지 역량을 말한다. 이러한 역량들엔 자각능력, 자기절제, 동기부여, 공감, 사회성 기술이 있다.

첫 세 가지 역량은 본인 스스로를 관리하는 역량으로 개인성과 달성을 위해 필수적이다. 자각능력은 자신의 기분, 행동, 감정을 되돌아볼 수 있는 능력이다. 높은 자각능력은 계획 대로 일이 진행되지 않을 때 자신의 책임과 실수를 인정하도록 한다.

자기절제는 자신을 제어하거나 바로잡을 수 있는 능력이다. 자각능력이 높을수록 어떤 일이 계획대로 흘러가지 않을 때 좌절감을 느낀다는 걸 스스로 인식하게 된다. 여기에 자기절제 능력이 있으면 좌절감이 오래 지속되지 않도록 제어할 수 있으며, 충동적이고 어리석은 행동을 하지 않게 된다.

동기부여는 돈이나 사회적 지위보다 더 의미가 있는 목적을 추구하는 것이다. 이는 목적의식과 깊은 관련이 있다. 대뇌 변연계가 목표에 감정적으로 몰입하면 그에 대한 동기부여를 더욱 많이 하게 된다. 동기부여가 많이 될수록 성공할 가능성이 높으며 장애물이 나타나도 좌절감이나 상실감을 느끼지 않고 앞으로 나아갈 수 있다.

마지막 두 가지 역량은 타인과의 관계를 관리하는 역량이다. 이 역량들은 팀이나 조직에서 필수적이다. 공감은 타인의 감정을 이해하는 능력이다. 높은 공감능력을 가진 사람은 다른 사람의 감정을 상상할 수 있으며 실제로 그 감정을 느낄 수 있다.

마지막으로, 사회성 기술은 네트워크를 형성하고 관계를 관리하는 능력을 말한다. 골만은 사회성 기술이 단순히 사람들과 친한 것이 아니라, 그들에게 목적의식을 심어주면서 가고자 하는 방향으로 움직이도록 영향을 주는 것으로 정의했다.

감성지능은 동료의 감정, 도전, 좌절감을 이해하면서 이것들에 효과적으로 대응할 수 있는 능력이다. 그리고 동료들이 감정을 효과적으로 관리할 수 있도록 도와주며 팀 전체가 함께 문제를 해결하고 목표를 달성할 수 있게 한다.

다시 이것을 건강관리에 대입해 보자. 오늘 운동을 할 계획이 있지만 갑자기 어떤 일이 발생하여 계획을 망쳤다. 나는 많은 사람들이 이 경우에 실망감을 느껴 정크푸드를 먹는 것과 같이 부적절한 행동으로 대응하는 것을 보았다. 이후에 그들의 설명을 들어보면 운동계획이 망가졌기 때문에 건강하게 먹을 동기도 잃어버렸다는 것이다.

이런 경우, 자각능력이 있으면 운동을 못 해서 실망감을 느끼는 거라는 걸 알 수 있다. 자기절제 능력은 실망감의 표현으로 정크푸드를 먹는 것과 같은 행동을 막아 줄 수 있다. 마지막으로 동기부여는 목표를 달성해야 하는 중요성을 상기시켜 주며 우리가 '할 수 없는' 것에 초점을 맞추는 대신, '할 수 있는' 대안을 찾도록 도와준다. 예를 들어 출근할 때 계단으로 올라가거나 피트니스 클럽 대신 집에서 운동을 할 수 있다. 이러한 자기관리 행동은 건강관리를 성공으로 이끌 확률이 높다.

자율성: 자율성은 본인이 스스로 결정하고 실천하는 능력이다. 연구에 따르면 많은 사람들이 자율성을 가졌을 때 어떤 일을 지시받았을 때보다 훨씬 적극적으로 행동했다. 2004년 발간된 '응용사

13. 변화를 위한 전략

회심리학 저널'에 따르면 직원들이 자신의 의사결정을 너릴 수 있는 상황일 때 그렇지 못할 때보다 훨씬 훌륭한 업무성과를 보였다.

3장에서 다룬 바와 같이, 의사결정의 자유를 가지는 것은 통제 불가능해 보이는 상황에서 제어력을 높일 수 있다. 경험에 비춰보면 많은 상황에서 사람들은 본인의 건강전략에 주인의식을 가졌을 때 훨씬 적극적으로 임했다. 운동과 영양전략에 대해 내가 처방해 주었을 때보다 본인이 스스로 결정했을 때 더 적극적으로 실천했다.

건강관리의 가장 큰 결점 중 하나는 식이요법이나 운동을 하는데 있어 본인에게 선택권을 주지 않고 단순히 처방하는 식으로 이뤄지는 것이라고 생각한다. 나는 미국의 가장 큰 피트니스 클럽 체인에서 감정과 운동에 대한 워크숍을 진행한 적이 있다. 운동과 관련되어 더 좋은 결과를 얻을 수 있는 고객의 자기결정효과에 대한 연구를 설명하던 중, 헬스 트레이너들로부터 엄청난 저항을 경험했다. 전문가의 운동처방만이 고객의 건강을 위한 유일한 방법이라 생각하는 트레이너들은 본인들이 무엇을 얼마나 열심히 해야 하는지를 이야기하지 않으면 고객들은 열심히 운동하지 않는다고 믿었다. 이런 믿음은 그들의 뇌리에 아주 깊이 박혀 있었고, 고객들에게 어느 정도의 의사결정의 자유를 주는 가능성을 고려하는 것조차 거절했다. 많은 헬스 트레이너들에게 고객들에게 의사결정의 자유를 주는 것은 섬뜩한 아이디어였으며 이것은 우리가 아직

가야 할 길이 멀다는 것을 말해주었다.

다행히도 자율성이란 아이디어를 받아들인 헬스 트레이너들도 있었다. 이들은 고객에게 선택권을 주는 방식을 시험하기 시작했다. 놀랍게도 고객들은 더욱 열심히 훈련에 임했을 뿐 아니라, 운동법을 일방적으로 지시한 트레이너들보다 고객들을 더 오래 유지할 수 있었다. 심지어 운동법을 일방적으로 지시받았던 고객들이 자율성을 주는 트레이너 쪽으로 이동하기 시작했다. 고객들은 의사결정의 자유를 주는 트레이너들을 같은 결과를 얻게 하면서도 서비스 정신이 높고, 배려심이 깊다고 여겼다.

일방적 운동처방을 하던 트레이너들은 의사결정의 자유를 주는 트레이너들의 성공을 보고, 서서히 변하기 시작했다. 1년이 지났을 때 그 피트니스 클럽의 개인 헬스 트레이닝은 의사결정의 자유를 주는 방식으로 완전히 바뀌었고, 그 결과로 보다 많은 고객을 유지하고 매출을 늘릴 수 있었다. 자율성이 긍정적인 조직 변화의 매개체가 된 것이다. 이 사례는 조직 심리학 연구가 우리에게 보여주는 결과와 정확히 일치한다. 자율성은 행복감과 성과 그리고 수익을 높여 준다.

이제 PRIMAL 성공모델이 운동과 영양전략에 어떻게 적용되는지 알아보자.

운동 중의 PRIMAL 성공모델

어떤 운동을 하든 자율적으로 이루어진 선택은, PRIMAL 모델에 따라 그 결과를 성공으로 이끌 가능성을 높인다. 달리기를 예로 들겠다. 하지만 이는 다른 모든 유형의 운동에도 적용 가능하다.

목적의식: 달리기 전에, 목표를 단순히 보이는 것보다 높게 잡는다. 예를 들어, 자신에게 "오늘 멈추지 않고 5킬로미터를 달리자."고 말하는 것이다. 이런 목표가 각인되면 모든 생각과 의사결정을 운동을 하는 데 집중시킬 수 있다. 또한 대뇌 변연계가 목표에 대해 감정적으로 몰입되어야 한다. 왜 오늘 5킬로미터 달리기를 해야 하고, 그것이 왜 중요한지 생각해야 한다. 당신의 아이와 동료들에게 영감을 주기 위함일 수도 있고, 건강상의 이유일 수도 있고, 당신이 건강하다는 것을 남에게 보여주는 이유일 수도 있다. 무슨 이유든지 이것은 당신의 정신에 녹아 있어야 하고, 달리는 동안 시각화되어 있어야 한다. 이렇게 함으로써 달리는 동안 멈추고 싶은 유혹을 참고 달리는 데 집중할 수 있다.

탐색능력: 당신이 달릴 노선을 짜고 목표를 달성하는 데 방해가 될 수 있는 변수들에 대해 준비해라. 교통체증, 날씨, 멈춰 서서 같이 수다를 떨고 싶은 동료들과의 마주침, 누군가로부터의 전화 등과 같은 방해요인들을 생각해 보라. 달리기 전에 이러한 방해

요인들을 극복할 수 있는 전략을 짠다. 추가적으로 목표를 이루기 위해 당신을 도와줄 수 있는 다른 자원들에 대해서도 생각해 보라. 같이 뛸 수 있는 동료가 될 수도 있고, 일정한 페이스를 유지하기 위한 심박 수 모니터가 될 수도 있다. 달리기 앱인 'MapMyRun'도 달리는 동안 페이스와 노선을 유지하는 데 유용한 도구가 될 수 있다. 어떤 종류의 도구든 당신을 독려하고 달리기를 마칠 수 있도록 도와줄 수 있으면 된다.

근면성: 꾸준히 지속적이며 성실하게 달리기 위해서는 에너지 관리가 관건이다. 예를 들어, 시작부터 전속력으로 달리면 달리기를 끝내기 전에 체력이 고갈될 것이다. 달리는 동안 강도를 정해서 에너지를 조절해야 한다. 필요한 경우 좀 천천히 달리거나, 충분한 에너지가 남았다고 생각하면 빨리 달리는 등 에너지 관리에 신경 써야 한다. 달리는 동안 당신은 자동차들, 사이클 선수들 혹은 다른 달리기 선수들을 만날 수 있다. 이들과 대화를 나누는 것은 필요 없는 에너지를 소비하는 일이다. 내적으로 집중하고 에너지를 관리한다.

숙련도: 진정한 고수처럼 기술을 연마하기 위해 정진하라. 달리기를 한다면 발을 내딛는 것에 집중하라. 적절한 러닝기술과 자세를 배우는 데 시간을 투자하는 것은 달리기를 성공적으로 마칠 수 있는 출발점이다. 머리를 높게 들고 침착하게 달려야 한다. 달리

다가 힘들어지더라도 침착함을 유지하고 호흡을 가다듬고 한 발씩 한 발씩 내딛는다.

처음 달리는 기술을 배울 때는 당신이 원래 달리는 방식보다 힘들다고 느껴질 것이다. 기존의 달리는 방식으로 돌아가고 싶은 유혹을 떨쳐내고 바르게 달리는 방식부터 배워야 한다. 시간이 지나면 당신은 올바른 달리기 기술을 배우지 않고 달렸던 것보다 훨씬 더 많이 발전할 수 있다. 그때가 되면, 당신 스스로 챔피언이 된 것처럼 느낄 뿐 아니라 주변 사람들도 당신을 챔피언처럼 보게 되고, 그들도 당신처럼 발전하고 싶게끔 동기부여가 될 것이다.

포용성: 운동을 하다가 힘들기 시작할 때, 숨이 차오를 때, 에너지가 떨어질 때, 근육이 약하게 느껴질 때가 있을 것이다. 어느 시점에는 아무리 노력해도, 피로가 당신을 집중하지 못하게 할 수 있다. 당신은 뇌가 각성곡선의 오른쪽으로 이동했음을 느끼며 아마도 결과보다는 문제 상황에 초점을 맞추게 될 수 있다.

이런 상황에서는 당신이 피로하다는 사실을 인정해라. 그러나 자기 파괴적인 내부대화에 집중하는 대신, 호흡에 집중하면서 뇌가 각성곡선의 중앙, 즉 성과달성 구역으로 돌아올 수 있도록 노력한다. 달리기에서 성공적인 성과를 내려면 자각 능력과 감정을 제어할 수 있는 능력, 동기부여 수준을 유지할 수 있는 능력이 필수적임을 기억하라. 당신의 감정을 인식하고 멈추고 싶다는 충동을 막기 위해 집중해라. 그리고 왜 달리기를 하는지 목표에 다시 집중하라.

자율성: 만일 당신이 한계점에 도달하여 더 이상 나아갈 수 없다고 생각될 때는, 자신의 운명을 결정할 자유가 있음을 기억하라. 당신의 결정에는 옳고 그름이 없다. 결정의 자유가 있다는 것을 축하하고 스스로 결정하면 된다.

이렇게 달리는 동안 PRIMAL을 적용하면 드디어 결승선에 이르렀을 때 당신은 달리는 동안 뇌를 훈련시킨 것이며, 이렇게 훈련된 뉴런은 달리기뿐 아니라 인생의 모든 측면에 적용할 수 있다.

PRIMAL 성공모델과 영양

운동과 마찬가지로, 영양 프로그램도 PRIMAL을 적용시킬 수 있다. 음식에만 적용되는 것이 아니라 전반적인 영양 섭취에도 PRIMAL의 여섯 가지 핵심 기술이 적용된다.

목적의식: 적절한 영양프로그램을 고수하는 것은 스스로 동기부여가 된 사람이라 할지라도 때때로 매우 힘든 일일 수 있다. 나는 매일의 영양섭취에 대한 자신과의 싸움에서 굴복하는 사람들을 자주 보아 왔다. 영양섭취에 대한 목적의식을 가지는 것이 당신의 선택에 의미와 기준을 제공하며, 장기적인 목표를 세우는 것은 일

련의 선택과정에 명확한 기준을 제공할 수 있다.

만약 당신의 목표가 20주 안에 20파운드를 감량하는 것이라면, 당신은 그에 따른 영양 계획을 만들어야 한다. 앞에서 다룰 음식들이 당신의 식단에서 이상적인 주식이 될 것이다. 목적의식이 있다는 것은 계획이 수립됐을 때 모든 음식 선택이 이 계획에 따라야 한다는 것을 말한다. 올바른 선택을 할 수 있는 지식이 있다고 하더라도, 당신은 첫날부터 바람직한 영양 섭취를 닥는 온갖 유혹과 방해물로 둘러싸인 자신을 발견하게 될 것이다. 비즈니스 디너, 오찬, 장거리 비행, 사무실 내 케이크 등과 같은.

탐색능력: 회사는 건강한 영양프로그램을 실천하는 데 매우 힘든 곳이다. 비즈니스 런치, 장시간 회의, 비행기 내 음식과 와인은 우리의 건강하고자 하는 시도를 엉망으로 만든다. 탐색능력이 있다는 것은 모든 상황에 대비하는 것이다. 예를 들어, 매일 비서가 가져오는 쿠키에 마음이 약해진다면 그릭 요거트, 과일, 내추럴 에너지 바 등 건강한 먹을거리를 가지고 출근하라. 비행기에서 제공되는 주류, 기름진 음식, 과자, 땅콩 등을 자주 먹는다면 직접 준비한 건강한 간식거리를 들고 탑승하라. 장거리 비행의 경우, 제공되는 음식의 반만 섭취하고 와인은 많은 양의 물로 대체한다. 시차적응에 문제가 있다면, 술은 가장 큰 적이다. 물을 지속적으로 마셔 충분한 수분섭취를 하면 졸리다고 느끼더라도 당신의 뇌 기능은 훨씬 개선될 것이다.

근면성: 건강하게 먹는 것에 신경 써야 하는가? 당연하다. 시간과 에너지를 투자해 당신이 섭취하는 음식을 기록해 보자. 스마트폰 앱을 이용할 수도 있고, 직접 기록을 남길 수도 있다.

연구결과에 따르면 많은 사람들이 자신이 생각하는 것보다 많은 양의 음식(혹은 많은 설탕과 지방)을 섭취한다고 한다. 음식기록 앱은 하루에 얼마나 많은 음식을 먹는지 보여주고, 어떤 영양 성분을 과도하게, 혹은 부족하게 섭취하는지 알려준다. 가능한 모든 도구를 스마트하게 활용하자.

숙련도: 영양 전략에 있어 지식은 힘이다. 영양에 대해 더 많은 것을 읽고 공부할수록, 앞으로 발생할 도전들을 처리할 능력이 높아진다. 뇌에 좋고 몸에 좋은 음식들을 알 수 있고, 이는 건강한 결정을 내리는 데 도움을 준다. 건강식단을 잘 실천하는 사람들로부터 영감을 얻자. 언젠가 당신도 어떤 상황에서도 건강한 영양 전략을 실천할 수 있는 역량과 확신을 가지게 될 것이다.

포용성: 당신이 아무리 노력하더라도, 인생에는 변화구가 존재하며 아무리 잘 세운 계획도 소용이 없어질 때가 있다. 이럴 때는 누구라도 포기하고 싶다는 유혹을 받게 된다. 하지만 이 변화구가 포기하라는 유혹이 아닌, 당신의 의지를 강하게 만드는 훈련이라고 생각하자.

도전을 긍정적으로 포용해야 한다. 상황이 완벽하진 않을 수 있지만, 이것이 당신이 반드시 실패한다는 것을 의미하진 않는다. 도전이 주는 교훈을 찾아라. 여기에서 무엇을 배울 수 있을까? 할 수 있는 것에 초점을 맞춰 다음번에 비슷한 도전에 부딪혔을 때 잘 처리할 수 있도록 뇌를 훈련시켜라. 이렇게 함으로써 스스로에 대한 제어능력을 갖는 것이다.

자율성: 마지막으로, 당신이 매일의 삶을 어떻게 살아갈지 스스로 결정할 수 있다는 것을 자각하라. 많은 사람들은 자신의 삶의 방식을 결정할 수 있다는 것을 생각하지 않고, 그냥 아침에 일어나 출근하고, 일을 마친 후 집에 와서 잠을 자는 방식의 삶을 산다. 어떻게 살아야 할지 결정하지 않는 삶은 사는 것이 아니라 단순히 존재하는 것이다.

아침에 일어났을 때 오늘을 멋지게 살아갈 명확하고 단호한 사명을 만들자. 먹는 음식부터 시작하여 하루 동안의 당신의 선택을 시각화하고, 스스로에게 이것이 자신의 선택임을 끊임없이 상기시켜라. 비즈니스 식사나 비행기 안에서 다양한 종류의 은식이 유혹하더라도 보다 건강한 식품을 선택할 수 있는 자기결정의 자유를 누려라.

글로벌 IT기업에서 고위 간부인 고객이 있었는데 그는 몸무게를 감량하고 건강을 되찾고 싶어 했다. 많은 고객들을 접대하느라 매일 많은 양의 술과 음식을 먹었던 그는 고객들에게 물과 샐러드를 접대할 수는 없는 노릇이라 했다. 우리는 회의 도중 선택의 자유에 대한 대화를 나눴고 그는 고객을 위해 음식과 술을 주문할 수는 있지만 본인이 이를 다 먹을 필요는 없다는 것을 깨닫게 되었다. 나는 그에게 그런 상황에서 어떤 결정을 할 수 있는지 생각해 보라고 했다. 그는 음식과 술을 완전히 안 먹을 순 없지만 양을 줄일 수는 있다고 했고, 그렇게 실천하기로 결정했다.

우리는 그가 음식을 먹기 전 세 번 숨을 깊게 들이마시고, "나는 가치 있는 사람이니까, 건강을 지키고, 뇌를 강하게 만들겠어."라는 긍정의 자기암시를 하는 전략을 만들었다. 흥미롭게도 이 자기암시는 음식 섭취량을 제한하고 보다 건강한 선택을 할 수 있도록 그를 끊임없이 상기시켰다. 이 결정은 그가 스스로 내린 것이기 때문에 많은 노력을 들이지 않고 보다 적은 양의 음식을 섭취할 수 있었고, 시간이 지나자 몸무게가 줄기 시작하는 효과가 나타났다.

두 달 후 그와 통화했을 때 그는 몸무게 감량으로 인해 매우 고무되어 있었고, 그의 운명을 바꿀 수 있는 새로운 힘을 찾았다고 기뻐했다. 그는 몸무게를 감량할수록 자신감이 올라가 할 수 있는 다른 것들, 예를 들어 규칙적인 운동도 시작하게 되었다. 궁극적으로는 자신감과 늘어난 에너지가 업무에서까지 생산성과 성과 향상으로 연결되었다고 이야기했다.

음주와 식사접대가 필수라고 여겼던 기존의 고객들도 그가 얼마나 건강에 관심을 갖고 노력하는지를 알게 되자 그와 식사를 할 때 건강한 식단을 선택하기 시작했다. 그가 자신만을 개선시킨 것이

아니라 주위에 있는 사람들 역시 건강한 선택을 하도록 긍정적인
영향을 미친 것이다.

이처럼 PRIMAL 성공모델은 당신이 목표하는 성공과 성과를 위
한 로드맵이 될 수 있다. 또한 성과를 내는 데 필요한 뇌 속의 신
경계를 강하게 단련시키는 시뮬레이터가 될 수도 있다. 적절한 운
동과 영양으로 단련된 신경계는 인생에서의 변화, 즉 직장, 가정,
혹은 그 어떤 측면의 변화도 적은 노력을 들이고 적응할 수 있도록
도와준다. 올바른 훈련과정을 통해 당신의 뇌는 스스로 정한 목표
의 성공적인 달성을 위한 최적의 상태가 되는 것이다.

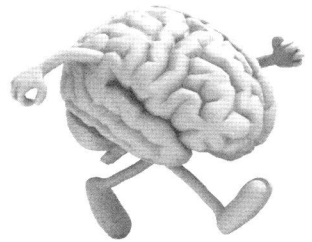

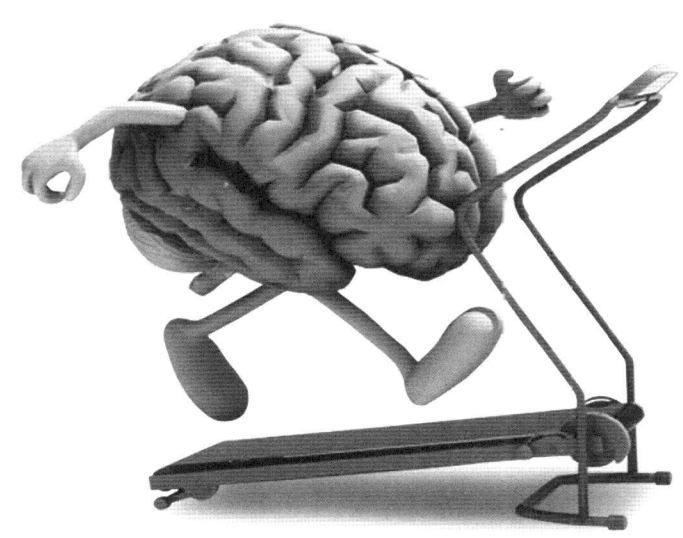

제14장

변화에 관한 사례 연구

"같은 방식을 고수하여 치러야 하는 대가는
변화의 대가보다 훨씬 크다."

– 빌 클린턴 –

수잔은 애틀랜타에 있는 건강제품 회사의 CEO이다. 내가 그녀를 만났을 당시 그 회사는 10년 정도의 역사를 가지고 있었다. 그녀는 기혼이었고 십 대의 딸이 있었다. 수잔의 직업은 고되고 힘들었다. 연간 삼백억 달러 규모의 건강제품 산업은 빠르게 변화했고 경쟁은 치열했다. 그녀의 회사는 탁월한 품질의 제품을 공급했지만, 건강식품 매장의 진열대에 제품을 올려놓는 것은 매우 어려운 일이었다. 가격과 가치가 급격하게 변화하는 막대한 양의 제품들이 쏟아져 나와 경쟁했고, 매장 주인들과 고객들이 그 많은 제품을 일일이 비교하는 것은 힘들었다.

수잔은 전국을 누비며 유통회사 및 공급회사들과 관계를 쌓는데 노력을 기울였고 이로 인해 미국 내에서 많은 출장을 다녀야만 했다. 수잔은 CEO가 되고 5년 동안 훌륭한 성과들을 많이 내면서 회사를 꾸준히 성장시켰다. 하지만 우리가 만났을 때 회사는 성장통을 겪고 있었다. 회사의 확장은 필수적이었지만 비용과 어려움이 따랐다.

예를 들어 그녀의 최근 성과 중 하나는 월마트와의 계약이었다. 이 계약으로 인한 즉각적인 제품의 유통 확대가 현금 흐름의 증가로 바로 이어지는지는 명확하지 않았다. 오히려 초기 단계에 현금 흐름은 줄어들었다. 회사의 포장, 보관 그리고 운송은 최대한으로 가동했지만, 월마트의 지불 과정은 매우 느렸다. 이것은 부정적 현금 흐름을 가져왔고, 회사에 큰 어려움을 주었다. 직원들은 지쳤고, 회사는 간신히 직원들의 월급을 지급하고 있었다.

나를 만나기 전 수잔은 힘든 출장일정과 긴 근무 시간 그리고 스트레스로 인해 운동과 올바른 식습관은 생각조차 할 수 없는 상태였다. 그녀는 성인이 된 후 줄곧 체중이 들쭉날쭉했고, 최근에는 잠도 제대로 자지 못했다. 신경이 온통 어떻게 해야 회사의 현금 흐름 균형을 맞출 수 있을지에 쏠려 있었기 때문이다.

그녀는 현재의 상황을 개선하지 않으면 건강문저는 심각해질 것이고 업무 성과는 더욱 나빠질 것이라는 사실을 알았다. 사실상 그녀의 일은 완벽한 건강을 가진 사람에게도 매우 힘든 일이었다. 그녀는 현재의 건강 상태로는 본인이 성공하지 못할 것이라는 것을 알았다. 그녀의 역할은 임무를 수행하기에 너무나 높은 에너지 수준을 요구했기 때문이었다.

더욱이 그녀는 전도유망한 건강제품 회사를 대표하는 성공적인 지도자로 보여야 할 필요가 있었다. 활기 넘치는 이미지를 브랜드화해야 하는 회사의 CEO가 몸이 엉망이고, 초췌하고, 지쳐 보이는 상태로는 회사의 이미지와 명성을 유지할 수 없기 때문이다.

문제를 인식하고, 수잔은 건강과 체중감량에 대해 알아보기 시작했다. 영양 섭취를 개선하고 규칙적인 운동과 휴식을 취해야 한다는 것을 알았다. 수잔은 이 과정에서 회사에 이와 같은 문제를 가진 사람이 자신뿐이 아니라는 것을 깨달았다. 이 문제에 대해 더 깊이 생각할수록, 그녀는 본사의 많은 직원들도 같은 상황에 처해 있다는 것을 알게 되었다. 만약 직원들이 더 건강해진다면 그들은 주어진 업무량과 회사의 재정난 때문에 느껴야 할 불확실성어 대해 보다 나은 회복력을 가질 수 있게 될 것이라고 그녀는 생각했다. 회사가 직원 스스로를 더 잘 돌볼 수 있도록 지원을 해준다면 어떨까? 수잔이 스스로 필요하다고 느꼈던 것처럼 말이다.

주간 회의시간에 수잔은 CFO인 빌과 인사부 임원인 카렌에게 몇 가지 건강관리 계획을 제시해 보았다. 두 사람은 모두 창업 이후로 줄곧 함께해 왔다. 빌의 반응은 미온적이었다. 그는 '숫자로 얘기하는 사람'이었고, 직원들과 인간적으로 긴밀하게 연결되어 있지 않았다. 그는 건강관리에 돈을 쓰는 것이 회사에 얼마나 이익을 가져다줄지 알 수 없다고 했다. 그에게 있어, 건강관리라는 아이디어는 아주 적은 이익만을 보장하는 엄청난 돈과 시간, 노력의 투자로 보였다.

빌은 그들이 사치스럽게 '여가 활동'에 대한 생각을 하기 이전에 모두가 주목하고 조치를 취해야 하는 더 시급한 문제들이 있다고 주장했다. 회사가 월마트 계약으로 인한 현금유동성의 악화 외에도 다른 문제들, 즉 판매목표를 달성하지 못했으며 여전히 심각한 예산 부족으로 인해 회사의 유통망을 통해 정시 배달을 하는 것이 힘든 상황 등의 문제를 안고 있다는 것이었다. 또한 그로 인한 고객 만족도 저하를 지적하며 그는 이러한 문제들이 다른 무엇보다 가장 우선적으로 다뤄져야 한다고 했다.

카렌도 건강관리 아이디어에 열정적이지 않기는 마찬가지였다. 그녀는 높은 이직률 때문에 많은 추가적인 일들이 이미 업무량이 한계에 다다른 그녀의 부서에 떨어진다고 느꼈다. 재능 있는 사람을 찾는 것은 매우 어려웠고 좋은 사람들과 일 년 이상 같이 일하는 것은 거의 불가능해 보였다. 게다가 회사는 거의 마지막 분기를 끝내고 있었고, 이것은 또 한 번의 성과평가, 생산성 보그 그리고 직원 설문조사가 진행되어야 한다는 것을 의미했다.

개인적으로도 카렌은 특히 폐경기 이후 체중 증가로 고생하고 있었다. 음식 섭취 습관과 가족의 비만 병력 때문에 그녀는 성인시절 동안 항상 40파운드 정도 과체중이었다. 카렌은 그녀의 경험에 비추어 볼 때 이 상황에서 건강관리 계획을 시행하는 것은 단지 예산을 고갈시킬 뿐, 직원들에게도 아마 별로 도움이 되지 않을 거라 생각했다. 카렌의 조언은 회사가 좀 더 성숙될 때까지 일이 년 정도 기다리는 것이었다. 그때쯤이면 아마 이 주제가 다시 논의되기에 더 좋은 시기가 되리라 생각했다.

그녀가 가장 신뢰하는 두 전문가의 반대에, 수잔은 더 좋은 때가 올 때까지 이 생각을 미루기로 했다. 이후 수잔은 출장을 떠났다. 현금 흐름을 개선하고 월마트 계약으로 파생된 현금 유동성 악화로 인한 손실을 줄여 줄 거라는 기대가 걸린, 회사의 신제품 출시를 홍보하기 위한 출장이었다.

댈러스의 호텔에서 하루 묵던 날, 그녀는 인터넷을 켜그 건강관리와 생산성에 대한 정보를 찾기 시작했다. 우연히도 그녀는 조직의 건강과 행동 변화에 대한 나의 온라인 기사를 읽었다. 건강관리가 직원들을 건강하게 만들 뿐 아니라 행복하고, 생산력을 증대시키고, 몰입하게 만든다는 것을 알게 된 그녀는, 더 자세한 내용을 알아보기 위해 나에게 연락해왔다.

첫 만남에서 그녀는 나에게 건강관리 프로그램을 실행하려는 생각이 CFO와 인사부 임원의 반대에 부딪혔다고 말했다. 어떻게 이 두 사람이 한 번이라도 건강관리에 대해 생각해보도록 설득할지 고심하고 있었다. 내가 통합 변화 모델에서 어떻게 사람들이 다양한 단계를 따라 이동하는지 설명한 순간, 수잔은 "아하" 하는 깨달음을 경험했다. 그녀는 자신이 더 알려고 하는 욕구를 가지는 인식단계에 있다는 것을 깨달았다. 빌과 카렌은 인식 전 단계에 있었기 때문에, 건강관리에 대해 생각하는 데에 더 높은 인식이 필요했다. 그날 밤 잠자리에 들면서 그녀는 무엇이 자신을 인식단계에서 준비단계로 옮기게 할 것인지 궁금해했다. 그리고 어떻게 하면 동료들의 인식을 높여서 그들이 인식 전 단계에서 인식 또는 행동단계까지 옮겨가게 할지도 궁금해했다.

해답을 찾기까지는 오래 걸리지 않았다. 그것은 마치 우주가 기회를 포착하여 즉시 반응한 것 같았다. 수잔은 다음 날 아침 일찍 일어나 모닝 쇼의 인터뷰를 위해 지방 방송국으로 이동했다. 인터뷰는 잘 진행되었다. 그녀는 준비한 모든 핵심 포인트를 말했고, 본인의 인터뷰에 만족하면서 다음 일정인 지방 여성사업가들과의 점심 회의 장소로 이동했다. 일정을 마치고 호텔르 돌아와, 그녀는 인터뷰했던 방송국의 웹 사이트를 확인했다. 그녀의 아침 인터뷰 비디오가 올라와 있었고 그녀는 열의에 들떠 본인의 인터뷰를 확인했다.

하지만 그 순간 그녀는 멍한 기분이 되었다. 그녀가 본 것은 간담이 서늘하고 끔찍한 것이었다. 조명이나 카메라 각도 때문이었든, 그녀가 앉아있던 자세 때문이었든, TV에서 본 여자는 그녀가 생각하는 자신과 전혀 다른 사람이었다. 인터뷰 속 여자는 몹시 뚱뚱하여 몸매는 엉망이고 완전히 지쳐보였다. 스스로를 쾌활하고 에너지 넘치는 사람이라 생각했었지만 TV 속 그녀의 외모는 엄청나게 무기력했다. 열정이 거의 없는 지친 상태로 보였다.

수잔은 화장실로 가서 거울에 비친 자신의 모습을 보고 울음을 터뜨렸다. 그녀가 세상에 어떻게 보이는지 알게 된 감정적 경험은 신랄한 현실 자각이었다. 그것이 괴로웠던 만큼, 그것은 그녀가 인식단계에서 준비와 행동단계로 넘어가는 데 필요한 결정적인 촉매가 되었다. 다음 날 아침 그녀는 나에게 전날의 이야기를 들려주었다. 그녀가 경험한 것은 그녀를 준비단계로 밀어 넣은 TV 속 이미지인 외적 동기부여 요인이었다. 우리는 함께 그녀를 도울 뿐 아니라 동료들까지 통합 변화 모형으로 끌어들일 수 있는 전략을 논의하였다.

수잔의 운동 전략

모닝 인터뷰의 외부적 충격 이후, 수잔은 전혀 다른 사람으로 바뀌었다. 우리는 수잔의 로드맵으로 PRIMAL에 초점을 맞추기로 했다. 그녀는 출장 중에도 더 이상 시간을 낭비하고 싶지 않았다. 프리 웨이트와 같은 다양한 근력운동 기구와 러닝머신이나 자전거 같은 심혈관 운동기구를 갖춘, 좋은 시설의 피트니스 클럽이 있는 호텔들을 의도적으로 선택했다. 비행기를 타지 않는 날에는 적어도 30분의 심폐기능 강화운동(걷기, 달리기, 자전거 타기 등의 유산소 운동)을 했고 추가적으로 20분 정도의 근력 운동을 했다. 지칠 때나 그녀의 뇌가 너무 바쁘다고 아우성칠 때, 그녀는 건강해지겠다는 목적의식을 다시금 환기시켰다. 이 전략은 스케줄이 불가능해 보일 때도 운동을 할 수 있도록 도와주었다.

출장이 많은 그녀는 많은 시간을 공항에서 보냈다. 그녀는 탐색 능력을 발휘해 공항에서도 운동을 할 수 있는 전략을 세웠다. 탑승 전 30분부터는 공항을 걸어 다녔다. 몇 주간 그녀는 성실하게 노력했고, 최선을 다해 운동했다. 운동이 점점 쉽게 느껴짐에 따라 자신감은 커졌고, 이를 통해 자신이 더욱더 숙련되고 있다는 걸 느꼈다. 심지어는 호텔과 공항에서 다른 여행자들은 다가와 그녀가 하고 있는 운동에 대해 질문을 하기 시작했다. 그녀는 기쁜 마음으로 대답을 해 주며 지식의 공유를 즐겼다. 이것 역시 그녀에게 훌륭한 동기부여가 되었다.

서서히, 하지만 확실하게 운동을 하면서 동료들에게 긍정적 영향을 주는 것이 어떤 느낌인지 즐기기 시작하면서 그녀의 동기부여요인은 외모에 초점을 맞추는 외적 요인으로부터 내적 요인으로 바뀌어 갔다. 아무리 매일 운동하고자 하는 의지를 갖고 있다 해도, 그것이 정말 힘든 날이 있다. 그녀는 이런 상황이 과거에 일어났을 때, 쉽게 포기하고 군것질과 술에 의존했던 때를 떠올렸다. 하지만 포용의 힘에 대해 배운 후 수잔은 특별히 힘든 날에도 목적의식을 잊지 않고, 부정적인 생각들로 인해 방해받지 않으며 자신의 중요한 목적으로 돌아갔다.

CEO로서 수잔은 남의 지시를 잘 받아들이는 편이 아니었다. 그녀는 지시를 받는 것보다는 자기 스스로 결정하는 것을 훨씬 선호했다. 그래서 우리는 각 운동 전에 그녀가 스스로 목표를 정함으로써 자유로움을 느낄 수 있게 하기로 했다. 그녀가 근력운동 전에 심혈관계 운동을 하고 싶다면, 그렇게 하게 했다. 스스로 정한 목표였기 때문에 어떤 형태의 운동을 하든 그녀는 책임감 있게 운동했고, 좋은 효과를 거두고 있었다. 그녀는 이와 같은 방식으로 어떤 심폐기능 강화운동을 할지도 자신이 결정했다. 그녀가 러닝머신을 사용하든, 자전거를 타든, 줄넘기를 하든, 댄스 수업을 듣든 모든 결정권은 전적으로 그녀에게 있었다. 그녀는 동기부여가 더 잘되고 지루함을 없애주는 이러한 선택의 자유를 만끽했다.

수잔의 영양 전략

우리의 첫 번째 목표는 수잔이 음식 선택에 있어 좀 더 목적의식을 가지고 행동하는 것이었다. 출장을 다니는 동안 그녀는 탄산음료를 끊고 대신 물을 마시기로 했다. 나는 그녀에게 달콤한 탄산음료가 생각날 때마다 스스로에게 "이 음료수가 내 인생에서 자제력을 길러주는 데 도움이 될까?"라고 되물어 보라고 조언했다. 이 전략은 효과가 있었고 그녀는 스스로의 의지로 자신을 절제할 수 있다는 자신감을 서서히 갖게 되었다.

출장 중에 건강한 음식을 꾸준히 선택하는 것은 굉장히 어려운 일이었다. 좀 더 전략적이고 성실하게 그녀는 간식거리를 미리 준비했다. 공항과 비행기에서 제공되는 음식은 배가 터질 듯하고 식곤증을 유발하는 음식이었다. 그런 음식에 의지하는 대신 그녀는 견과류와 건포도, 유기농 에너지 바로 규칙적인 건강식단을 유지했다.

시간이 지남에 따라 수잔은 음식 선택에 점점 주도권을 잡는 것을 느꼈고, 이런 숙련상태는 앞으로도 그녀에게 계속할 수 있다는 자신감을 주었다. 음식 때문에 난관에 봉착할 때마다, 그녀는 상황을 인식하고 스스로 이겨냈다. 영양관리에 있어서 그녀에게 자율성은 꼭 필요했다. 그녀는 무엇을 먹을지 지시받는 것을 싫어했고 스스로 결정하는 것을 좋아했다. 나는 그녀의 건강목표 달성에 도움이 된다면 무엇을 먹든 간에 스스로 결정할 수 있도록 했다.

수잔의 행동 전략

장기간의 출장이 끝날 때쯤, 수잔은 자신의 건강, 삶, 직업을 모두 스스로 제어하고 있다는 느낌을 받았다. 그렇다. 그녀가 몇 파운드의 체중을 감량했을 뿐 아니라, 출장 중에 건강을 해치는 습관에 대한 자기합리화를 더 이상 하지 않게 되었다는 것이 더 중요했다. 이제 그녀는 어디에 있든 건강한 행동을 실천할 수 있다는 것을 알고 있다.

그녀는 출장에서 돌아오고 난 후에도 이전 단계로 돌아가지 않고, 행동단계에 머무르면서 스스로 동기부여를 지속하는 것이 결코 쉽지 않을 거라는 것을 잘 알고 있었다. 새롭게 습득하게 된 건강과 영양에 대한 숙련도와 멈추지 않는 열정이 결합되어, 회사의 문화를 개선하고 직원들이 건강해지도록 돕겠다는 그녀의 결심은 이제 확고해졌다. 그것이 옳은 일이라고 확신했기에, 수잔은 카렌과 빌의 동의 없이 이를 시작했다.

사무실로 돌아온 후 수잔은 80명의 직원들과 점심시간 미팅을 통해 그녀의 최근 경험에 대해 이야기했다. 그리고 지역 피트니스 센터와 연계하여 운동하기 원하는 모든 직원에게 높은 기업할인 혜택과 함께 10번의 무료 개인 헬스트레이닝 기회를 제공한다고 이야기했다. 뿐만 아니라 일주일에 세 번 회사 근처의 공원에서 점심시간에 걷기 운동을 직접 주도하겠다고 말했다. 또한 한 달에 한 번씩 전문가가 와서 건강관리에 관한 주제로 강의를 하고, 전사적인 체중 감량 대회를 실시할 것이라고 발표했다.

그리고 사내 지원자들로 구성된 '건강한 생활습관 서포터즈' 팀을 만들어, 모든 직원들이 자신의 건강을 스스로 책임지는 습관을 만들 수 있도록 지원하게 할 것을 발표했다. 또한 직원들이 건강상의 문제를 조기에 발견하는 것을 도와주기 위해 직원 무료 건강검진을 제공할 것이라고 했다. 검진 참여 여부는 자발적이며 검사 결과는 당연히 비밀로 할 것을 약속했다.

수잔은 진심으로 직원들이 건강해지길 원했다. 건강해지는 것이 행복감을 주고 업무 집중도도 높여 준다는 것을 직접 경험했기 때문이다. 그녀는 회사의 환경을 건강하게 바꾸는 것이 그녀 스스로의 건강관리에 대한 노력과 책임감도 더 강화해 줄 거라는 것을 알았다. 직원들에게 그녀의 다짐을 공식적으로 발표했기 때문에 예전 습관으로 돌아가기가 쉽지 않을 것이다.

빌은 여전히 확신이 없었다. 그는 오직 돈 생각밖에 없었고 수잔의 계획이 효과가 있을지 의구심을 품었다. 인사부 카렌도 수잔의 계획에 시들하기는 마찬가지였다. 그녀는 살을 빼고 건강해지는 것에 대해 이미 체념한 상태였으며, 오직 그녀 부서에 추가 업무가 발생할지 모른다는 걱정만을 하고 있었다. 수잔은 두 동료가 변화 과정에서 갇혀 있다는 것을 알았다. 빌은 인식 전 단계에 갇혀 있어 변화의 필요성에 대해 생각조차 하지 않고, 카렌은 변화의 필요성을 느끼기는 하지만 성공할 수 없을 거라 생각하는 인식단계에 갇혀 있었다. 수잔은 그들의 반대에도 불구하고 새로운 계획을 밀어붙이긴 했지만 빌과 카렌을 진정으로 동참시키고 싶어 했다. 하지만 그들의 의욕부족이 문제였다.

우리는 수잔의 강력한 숙련도가 어떻게 '타인의 생각'과 같이 통제 불가능한 요소들을 통제 가능한 것으로 만들 수 있는지에 대해 이야기를 나눴다. 나는 우리가 통제할 수 있는 것은 다른 사람들의 행동이 아니며 '다른 사람들의 행동에 우리가 어떻게 반응하느냐'라는 것을 강조했다.

우리는 먼저 동료들의 행동에서 부정적인 면을 보는 대신 긍정적인 면을 보는 연습을 하기로 했다. 변화에 대한 뇌의 저항을 떠올리며, 어떻게 수잔이 본인의 건강하고 달라진 모습을 코어 줌으로써 빌과 카렌의 신경계가 자극받아 그들이 열정적으로 바뀔 수 있을까를 토론했다. 그리고 내가 이틀간의 헤드스트롱 퍼포먼스 프로그램을 임원진 대상으로 진행하고, 이후 전사적으로 프로그램을 실행하는 데 도움을 주기로 했다.

이러한 시도는 그녀로 하여금 탐색능력을 더욱 발휘하게 했다. 회사 내의 반대론자들에 집중하는 대신, 그녀의 계획에 열정이 있고 다른 사람들의 참여를 유도할 수 있는 사람이 누군지 찾는 데 시간을 쏟기로 하였다. 더 이상 빌과 카렌이 열정을 발휘하여 새로운 계획에 앞장서는 것을 기다릴 수가 없었기 때문이다. 사무 업무를 보는, 굉장히 사교성 있고 건강에 관심이 많은 질이 수잔의 첫 번째 서포터로 선발되었다. 수잔은 질에게 회사의 문화를 바꿀 계획에 대해 긴 시간 이야기했고, 질은 그 계획에 즉각 동의하며 운동 장려 방법에 관한 다양한 아이디어를 내놓았다.

수잔은 질에게 프로그램을 개발할 수 있는 자율성을 주었고, 질은 간단하지만 강력한 운동 장려 아이디어를 제안했는데 그 내용은 이렇다. "프로그램에 참여하면 매일 15분 일찍 퇴근할 수 있습니다!"

빌과 카렌은 다른 임원들과 함께 이틀간의 헤드스트롱 퍼포먼스 프로그램에 참여하였다. 프로그램 중 직원의 건강에 대한 투자가 가져올 이익에 관한 발표를 할 때 빌이 흥미를 보였다. 그에게 있어 결정적인 순간은, 직원 건강에 대한 투자가 결근율을 줄이고 생산성을 증가시킨다는 구체적인 숫자를 봤을 때였다. 나는 또한 뇌 건강 평가 도구를 소개했다. 카렌의 흥미를 끈 부분은 두뇌의 능력과 신체적 건강이 복합적으로 연결되어 있다는 사실이었고 이것은 그녀의 인식을 바꾸는 전환점이 되었다. 건강을 돌보지 않는 것이 두뇌 능력의 퇴보로 이어질 수 있다는 것은 그녀를 프로그램에 참여시키기에 충분한 동기였다.

내가 떠나고 난 후에도 수잔은 계속 저항에 부딪혔지만, 직원들에게 영감을 불어넣으려는 그녀의 노력은 꺾이지 않았다. 프로그램이 시작된 첫 주에 오직 세 명만이 수잔과 함께 걷기 운동에 참여했지만, 이것은 수잔을 좀 더 열심히 하고 싶거끔 채찍질했다. 도전을 온 마음으로 받아들이는 법을 배웠기에 그녀는 도전으로 인해 더욱 고무되었다. '솔선수범으로 직원들을 이끌어야겠다.'는 그녀의 의지는 더욱 강력해졌다.

오래지 않아 더 많은 직원들이 피트니스 클럽에서 운동을 시작했고 그로 인해 활력을 얻게 된 직원들로 인해 사두실 분위기도 눈에 띄게 밝아졌다. 카렌과 빌이 결국 수잔의 산책어 동참하자 다른 많은 직원들도 산책에 참여하기 시작했다.

결과

몇 달 만에 프로그램은 문전성시를 이루었다. 경리부의 조셉은 20파운드가 넘는 체중을 감량했다. 영업부의 레이첼은 담배를 끊고 일주일에 며칠씩 피트니스 클럽에 간다. 회사의 거의 모든 직원들은 점심식사로 건강한 메뉴를 선택하기 시작했다. 서포터스팀은 잘 운영되었고 서포터들은 가끔씩 업무가 끝난 뒤 건강한 음식을 먹는 회식자리를 가졌다. 질은 거의 전 직원이 참여하는 체중감량 대회를 개최했다. 매달 수잔은 상당한 건강 개선을 이룬 직원들을 포상했다.

연례 임원진 미팅에서 빌은 재무 분석을 통해서 회사의 건강해진 문화가 사기를 증진시키고 결국 생산성을 증진시켰다는 경영분석을 발표했다. 같은 수의 직원으로 배송 팀은 생산성을 엄청나게 향상시켰고 이는 소비자의 신뢰도를 다시 올리는 데 기여했다. 영업팀은 판매를 증진시켜 월마트와의 거래로 인한 현금유동성 악화의 어려움을 이겨냈다. 카렌은 직원 만족도가 획기적으로 증가했다는 사내 설문조사 결과를 공개했다. 그리고 처음으로 직원들의 이직률이 30%나 감소했다.

추후 나와의 미팅에서 수잔은 그 결과들을 보고 얼마나 흥분했었는지 얘기해 주었다. 건강관리 프로그램이 좋은 아이디어였다는 것에 본능적으로 이끌렸지만 그것들이 직원과 회사에 그 정도로 엄청난 결과를 가져올지는 몰랐다고 얘기했다. 이러한 경험을 통해 수잔은 건강해지는 것이 개인뿐만 아니라 직원들의 몰입과 경제적인 이익을 가져다줌으로써 조직 전체를 성공으로 이끄는 도구임을 직접 확인했다.

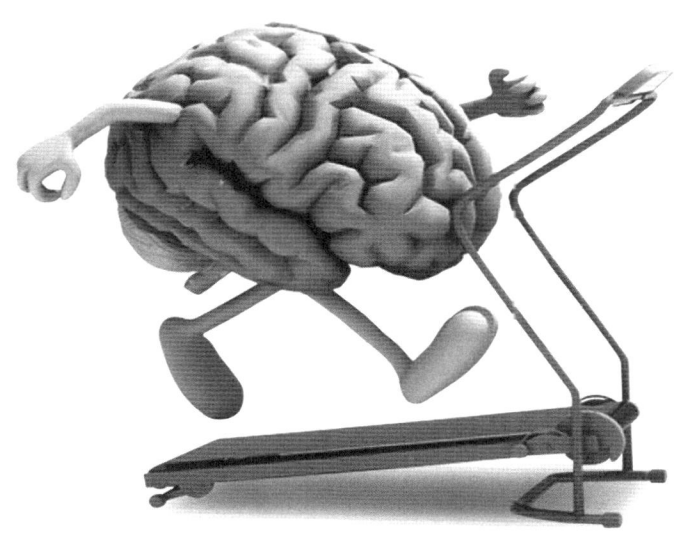

제15장

종합해 보기,
그리고 변화 실천하기

"가치 있는 것을 이룰 수 있는 세 가지 핵심요소는
근면성, 인내력, 상식이다."

– 토마스 에디슨 –

10여 년 전 어느 날, 난 새로운 벤치프레스(벤치에 누워 역기를 들어 올리는 운동) 기록을 만들기로 결심했다. 어떠한 이유에선지, 최고 기록을 넘어서려고 시도할 때마다 나는 정신적 한계를 경험했다. 220파운드(100kg)까지는 쉽게 들 수 있었지만 추가로 5파운드를 올렸을 때는 처참히 실패했다. 225파운드를 들어 올리는 것이 그저 불가능하게만 느껴졌고 단지 5파운드가 늘어났을 뿐인데도 마치 100파운드가 늘어난 것처럼 느껴졌다. 아무리 마음을 가다듬고 내 자신에게 기합을 넣어도 내면의 목소리는 언제나 나에게 실패할 것이라고, 역기를 가슴에 떨어뜨리고 들 수가 없을 거라 속삭였다. 나는 225파운드를 들 수 있는 잠재력과 힘이 있다는 것을 알고 있었다. 그러나 이러한 내면의 목소리를 듣는 순간 모든 힘과 확신은 몸을 빠져나갔고 나는 계속해서 실패를 거듭했다. 무슨 일이 일어난 걸까?

나의 의식의 뇌는 내가 225파운드를 들 수 있음을 알고 있었다. 그러나 감정의 뇌는 다칠지도 모른다는 두려움을 갖고 있었다. 이 두려움이 나를 마비시켜 나에 대한 믿음을 가둬 버렸다. 나는 정말로 225파운드를 들 수 없다고 믿게 되었고, 시간이 지나면서 결국 220파운드의 기록을 깨는 것을 포기하게 되었다.

개인의 벤치프레스 기록을 깨는 것은 그다지 중요한 일이 아니라고 볼 수 있다. 그러나 많은 사람들이 일상생활에서 이렇게 자기 한계를 규정짓는 내면의 대화에 갇혀 고군분투하고 있다. 이런 대

15. 종합해 보기 그리고 변화 실천하기

화는 체중을 줄이거나 운동을 할 때, 커리어에 중요한 계약을 할 때, 늘 쓰고 싶었던 책을 마무리할 때 등 다양한 상황에서 일어난다. 인생의 어떤 영역이든, 자기한계를 규정짓는 대화를 누구나 경험했을 것이다. 이런 목소리는 너무 강하기 때문에 불행히도 우리 대부분은 실제로 할 수 있는 일들을 할 수 없다고 믿고 시도조차 하지 않는다.

저명한 동기부여 코치인 토니 로빈스는 제한된 자기믿음이 제한된 행동을 가져오고, 이는 제한된 결과를 가져온다고 말했다. 이런 제한적 결과는 다시 제한적 자기믿음을 강화시켜 결국 실패 사이클을 형성한다고 했다. 그러나 긍정적인 자기믿음이 있다면 성공 사이클이 형성될 수 있다. 필요한 행동을 취해 원하는 결과를 얻게 되면 이는 자기믿음을 강화시킨다. 성취 결과들은 스스로 인식한 한계를 넘어서 더 큰 성과를 낼 수 있는 잠재력을 높인다.

신경과학 연구는 이러한 자기강화 사이클이 우리가 성공하는 걸 돕기도 하고, 반대로 역량에 도달할 수 없게 만들 수도 있다는 것을 확인했다. 문제는 생각과 믿음의 사이클이 뇌의 한쪽에서만 일어나는 것이 아니라 양쪽에서 일어난다는 데 있다. 한 사이클은 전전두 피질에 위치한 의식의 뇌에서 일어나고, 다른 한 사이클은 잠재의식 속 감정의 뇌에서 일어난다.

나의 벤치프레스 기록을 깨는 경험이 완벽한 예이다. 나의 전전두 피질은 내가 5파운드를 늘려서 들 수 있다고 확실히 믿고 있었

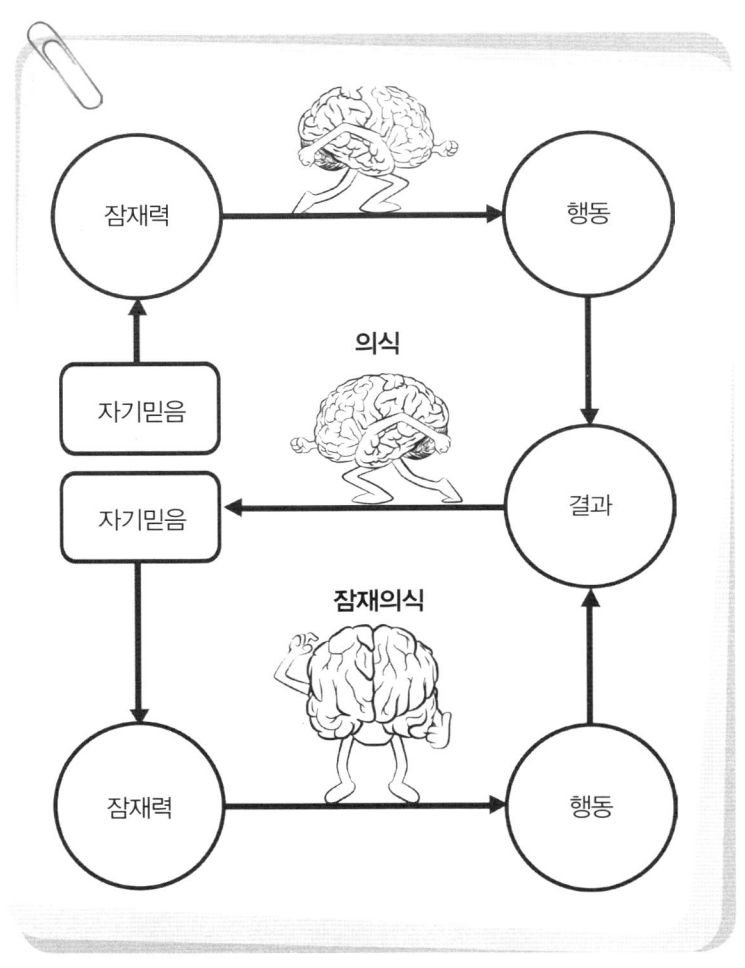

고, 역기를 들기 위해 벤치에 누웠을 때까지도 나의 의식의 뇌는 올바르게 작동하고 긍정적인 메시지에 초점을 맞춰 마음을 가다듬을 수 있게 했다. 그러나 과거에 경험했던 실패에 대한 오랜 기억 역시 여전히 남아 있었다. 이 기억은 내 감정의 뇌에 직접 작용하여 기록을 달성하는 것보다 안전과 부상을 피하는 것에 순간 집중하게 만들었다.

드디어 걸이대에서 역기를 들어 가슴 쪽으로 내리려고 할 때 무의식의 뇌는 나에게 실패할 것이라 상기시켰고, 나는 다시 실패하고 말았다. 순간 '나에겐 그 무게를 들 만한 힘이 없다.'는 메시지가 전전두 피질에 있는 의식의 뇌에 보내졌고, 이 메시지는 의식의 뇌가 알고 있던 나의 능력에 대한 확신을 무력화하고, 또 다른 실패의 기록을 각인시켰다. 실패의 경험은 나의 자기 믿음을 점점 위축되게 했고, 결국 나는 포기하게 되었다.

몇 년 뒤 신경과학 지식을 습득한 나는 벤치프레스를 하는 동안 자기한계를 규정짓는 대화를 극복하기로 결심했다. 나는 잠재의식 속의 대화를 바꿈으로써 벤치프레스 무게의 한계를 넘을 수 있는 전략을 준비하기 시작했다. 내면에서 일어나고 있는 대화를 연구하면서 나는 잠재의식의 뇌가 역기를 가슴 위로 떨어뜨릴 것을 두려워하고, 이런 감정이 전전두 피질로 전해지고 있다는 것을 발견했다.

나는 두려움을 이겨내기 위한 작업을 시작했다. 벤치 프레스를 할 때 감정의 뇌가 안전하다고 느낄 수 있도록 만약 정말로 역기를 떨어뜨릴 경우에 도와줄 수 있는 사람을 머리 뒤에 세워두었다. 심호흡을 하고 나를 지켜보고 있는 사람이 있다는 사실에 감사하며, 할 수 있다는 자신감에 집중하면서 역기가 가슴에 닿는 순간 젖 먹던 힘까지 다해 힘껏 들어 올렸다.

정말 이상하게도 그 순간 역기는 전보다 가볍게 느껴졌으며, 뒤에 있던 사람의 도움 없이도 내 개인 최고기록을 깰 수 있었다. 이 성공을 통하여 나는 무의식의 뇌에게 충분히 기록을 깰 수 있는 능력이 있다는 걸 증명했고, 그 이후로 계속해서 성공할 수 있었다. 나는 그동안 나를 억눌러 왔던 내면의 소리를 잠재울 수 있었던 것이다.

나의 성공은 작아 보일지 모르지만, 이것이 의미하는 바는 매우 크다. 자기믿음에 악영향을 주는 한계 대화를 이겨내는 것은 생각을 바꿀 준비가 되어있다면 충분히 가능하다. 내면의 소리에 귀를 기울이고 잠재의식의 뇌가 안전하게 느끼게끔 절충·해결책을 마련해 주면 자기한계 대화를 이겨 낼 수 있다.

내가 왜 이 이야기를 할까? 이 책을 읽은 후 여러분은 나처럼 열정을 가지고 1주 차부터 모든 일에 책 속의 모든 전략을 적용하려고 결심할 수 있다. 그리고 나의 잠재의식의 뇌가 안전을 우려해 벤치프레스 기록을 깨는 것을 방해했던 것처럼 여러분의 잠재의식도 다양한 상황에서 우려를 품을 것이다.

이 책의 앞부분에서 과부하에 걸린 뇌를 어떻게 관리하는지 많은 것을 배웠다. 하지만 너무 많은 새로운 전략을 한 번에 적용하려고 하면서 잠재의식의 뇌에 과부하를 주면 이것은 오히려 발전을 방해할 수 있다. 최선의 전략은 한 번에 하나씩 집중하는 것이다.

여기에서 핵심은 우리의 뇌가 새로운 일상의 전략에 압도당하지 않고 자연스럽게 적응할 수 있게끔 하면서 그렇게 이루어낸 성취에 더욱 고무되어 다음 성취로 이어지게 하는 것이다. 나는 여러분의 발전을 돕기 위해 뇌를 최대한 활용하여 자연스럽게 새로운 방식으로 생각하고, 보고, 행동하는 변화를 이끌어낼 수 있는 개발 프로그램을 만들었다.

주기화(Periodization)와 성과

1960년대 소련의 올림픽 코치들이 개발한 '주기화'는 장기간에 걸쳐 −때로는 수년에 걸쳐− 선수들의 트레이닝을 체계적으로 계획하는 것을 말한다. 주기화의 목적은 선수들이 단계적 훈련 과정을 통해 체계적으로 기량을 발달시킴으로써 정확히 필요한 시기, 즉 올림픽 때 선수들의 기량이 절정에 이르도록 하는 것이다.

소련의 붕괴 이후, 주기화의 개념은 세계 여러 나라의 권위 있는 스포츠 코치들에 의해 광범위하게 쓰였다. 스포츠 코치의 가장 큰 두 가지 어려움은 선수들을 지루하지 않게 하면서도 과잉훈련을 방지하는 것이다. 이 두 가지는 경기성적 향상의 매우 중요한 부분이며 주기화는 지루함과 과잉훈련을 방지하는 가장 효과적인 방법 중 하나로 증명되었다.

주기화는 선수들이 지루함을 느끼지 않을 정도이면서도 훈련효과를 극대화할 수 있는 충분한 기간을 갖고 여러 단계, 혹은 주기를 나눠 훈련한다. 매크로사이클(Macrocycle)은 선수의 전체 훈련기간을 말한다. 이는 특정 대회를 준비하는 몇 달이 될 수도 있고, 올림픽을 준비하는 경우 4년이 될 수도 있다. 매크로사이클은 메소사이클(Mesocycle)과 마이크로사이클(Microcycle)이라는 세부 사이클로 구성된다. 각 사이클 뒤에는 전환단계, 혹은 휴식단계가 따라온다.

나는 주기화 모델을 활용해 지구력이 필요한 선수들을 위한 훈련모델을 개발했는데, 이를 통해 많은 선수들이 자신의 기록을 향상하는 데 그치지 않고 경기 우승까지 거머쥐었다. 처음 몇 달은 선수들의 지구력을 향상시키는 데 집중했다. 선수들이 적정 수준의 지구력을 가지게 되면, 이번엔 스피드 향상을 도와줄 근력 강화 운동을 몇 달간 하게 했다. 마지막으로 경기 몇 달 전부터는 실제 경기에 필요한 운동을 하게 했다. 경기 후에는 선수들에게 몇 주간의 휴식을 주어 완전히 회복하도록 했다. 전환단계를 가진 것이다.

몇 년간 운동선수들의 스포츠 성과와 직장인들의 업무성과를 연구한 결과, 나는 두 집단 모두 체계화된 주기 계획을 따랐을 때 높은 성과를 냈다는 것을 발견했다.

헤드스트롱 퍼포먼스 주기화 프로그램

12장에서 우리는 행동변화에 대해 알아보고, 새로운 행동을 배우는 데 있어 감정이 얼마나 강력하게 작용하는지에 대해 알아보았다. 2009년 '유럽 사회심리학 저널'에 따르면 평범한 사람이 매일 반복할 새로운 습관을 형성하는 데 2~8개월이 걸린다고 한다. 이에 비추어 보면, 이 책에 있는 전략들을 매일 매일의 습관으로 바꾸는 데에도 두 달에서 여덟 달 정도 걸릴 것이라는 걸 알 수 있다.

운동선수들이 하는 것과 비슷한 주기화 모델을 다르면 지루하지 않으면서도 과하지 않게 점차적으로 새로운 행동 양식을 채택할 수 있다. 헤드스트롱 퍼포먼스 주기화 프로그램은 두 개의 3개월(12주) 코스로 구성되어 있다. 각 3개월 코스는 회복력 강화단계, 집중력 유지단계, 창의력 향상 단계의 세 개의 세부 코스로 나뉜다.

1주 차에서 12주 차

1주에서 4주 차는 회복력 강화 단계이다. 1주 차에는 4장에서 소개한 동작 효율화 훈련 중 6개의 동작 한 세트만 끝낸다. 2주 차에는 2세트, 3주 차에는 3세트, 4주 차에는 4세트를 끝낸다. 영양계획의 경우, 1주 차에는 수분을 섭취하는 것으로 시작한다. 캐나다 당뇨병협회에 따르면 1일 물 섭취 권장량은 2~3리터이다. 2주 차에는 오트밀 같은 회복력을 높여주는 음식으로 아침을 먹는다. 3주 차부터는 하루에 두 끼를 회복력 강화 식품으로 섭취한다. 마지막으로 4주 차에는 모든 식사를 회복력 강화 식품으로 섭취한다.

첫 4주의 회복력 강화단계를 완료한 후, 5주에서 8주 차까지의 집중력 유지 단계로 넘어간다. 7장에서 다룬 집중력 유지운동과 영양전략을 실행하고 마스터한다. 실행방식은 이전 4주간의 회복력 강화 단계에서 했던 것과 동일하다.

9주에서 12주 차는 첫 3개월 프로그램의 마지막 단계인 창의력 향상 단계이다. 10장에서 다룬 창의력 운동과 영양전략을 실행하고 마스터한다. 방식은 역시 이전과 동일하다.

운동 횟수를 늘려나가고 영양전략을 실천하는 동안, 13장에서 다룬 PRIMAL 모델을 적용함으로써 여러분은 도전과제에 집중하고 장애물을 극복할 수 있다. 첫 석 달간의 프로그램을 끝내고 나면, 여러분은 각 3개의 세부단계에서 연습한 운동과 영양전략들에 대해 자신감을 갖게 되고 편안함을 느끼게 될 것이다.

13주 차에서 24주 차

두 번째 3개월 프로그램은 첫 번째 프로그램과 약간 다르게 진행된다. 이때쯤이면 여러분의 뇌와 몸은 더 많은 도전을 극복할 준비가 되어 있다. 각각의 세부단계를 4주마다 끝내는 대신, 이번에는 1주씩 미니사이클로 반복한다.

즉 13주 차에는 4주 차에 했던 회복력 강화단계의 동작 효율화

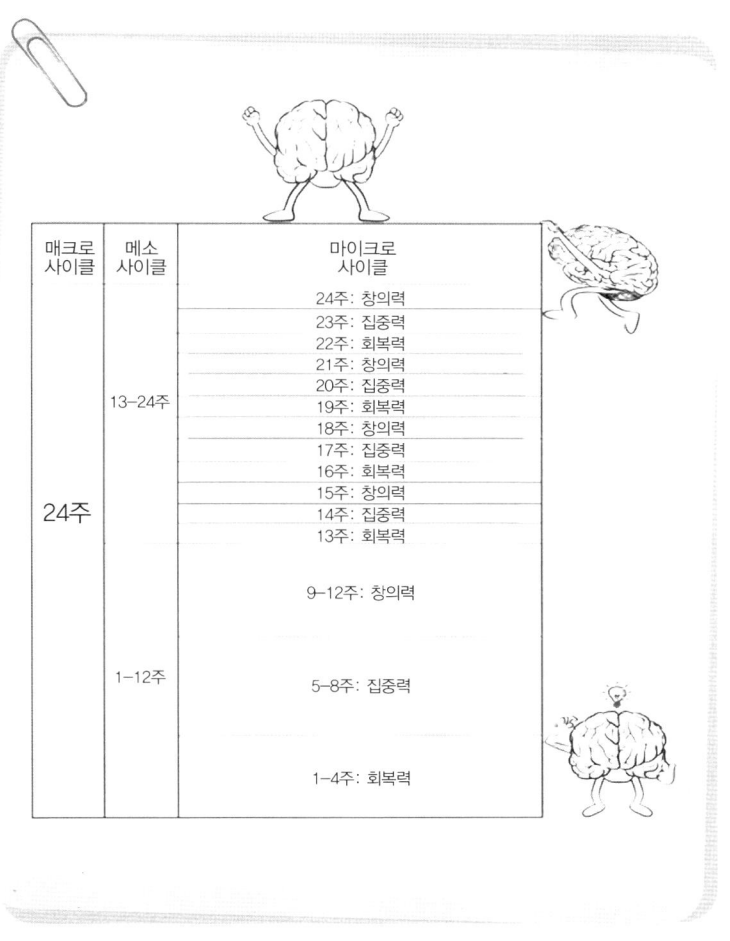

매크로 사이클	메소 사이클	마이크로 사이클
24주	13–24주	24주: 창의력
		23주: 집중력
		22주: 회복력
		21주: 창의력
		20주: 집중력
		19주: 회복력
		18주: 창의력
		17주: 집중력
		16주: 회복력
		15주: 창의력
		14주: 집중력
		13주: 회복력
	1–12주	9–12주: 창의력
		5–8주: 집중력
		1–4주: 회복력

운동 4세트와 영양전략들을 실행한다. 14주 차에는 8주 차의 주의
력 집중력 유지 단계에 했던 전략을 실행한다. 15주 차에는 12주
차의 창의력 단계에서 했던 전략을 실행한다. 16주 차에는 13주
차에 했던 회복력 강화 운동과 영양전략을 일주일 동안 반복한다.

이런 식으로 일주일마다 회복력단계, 집중력단계와 창의력단계 주기를 24주가 될 때까지 반복한다.

24주 주기훈련을 끝마친 후 여러분은 2주 동안 어떠한 운동과 뇌 훈련도 하지 않는, 완전한 휴식, 즉 전환기를 갖는다. 이 휴식은 뇌와 몸이 지난 24주간의 훈련으로부터 회복하는 데 필수적이다. 영양 섭취에 대해서는 '휴식기'를 가질 필요가 없다. 영양 섭취 전략은 꾸준히 실행해야 한다. 운동을 통해 몸에 필요한 에너지 요구량이 높아졌기 때문에 배고픔을 느끼지 않을 정도로 적당한 양의 음식을 섭취하도록 한다. 가끔씩 몸과 뇌가 더 많은 에너지를 필요로 하는 날도 있을 것이다. 이런 날은 건강스낵을 한두 개 더 먹거나, 책의 앞부분에서 제시되었던 영양 옵션 중에서 선택해서 음식 섭취량을 약간 늘린다.

기대효과

한 주씩 일정을 따라가다 보면 서서히 운동프로그램과 새 영양 계획에 익숙해질 것이다. 하지만 더욱 중요한 것은 여러분 스스로가 변화를 느낄 수 있다는 것이다. 첫 3개월 프로그램에서 회복력 강화 훈련으로 첫 4주를 마치고 나면 스스로 전보다 강해졌다고 느낄 것이다. 에너지 수준 역시 향상될 것이다. 정신적으로도 시간이 지날수록 점점 깨어 있다는 느낌을 받을 것이다.

15. 종합해 보기 그리고 변화 실천하기

두 번째 4주 동안 집중력 유지 훈련을 하다 보면 실제로 집중력을 유지할 수 있는 시간이 길어졌다는 것을 느낄 것이다. 이때 함께 진행하는 영양프로그램 역시 정신적 스태미나를 향상시켜 줄 것이다.

창의력 훈련기간인 세 번째 4주 구간에는 놀이의 즐거움을 누리면서 이를 통해 뇌에 편안함을 안겨 준다. 이것은 스트레스 상황에서도 침착함을 유지하고, 주위 사람들도 진정시킬 수 있는 능력을 길러 준다. 뇌를 편안하게 쉬게 하면서 평상시 떠올리지 못했던 참신한 아이디어와 창의력을 발휘하게 될 것이다.

두 번째 3개월 프로그램은 일주일씩 회복력 강화 훈련, 집중력 유지 훈련, 창의력 훈련을 반복하는 것이다. 이런 반복운동은 정신적 능력을 강화시켜 하루에 적은 시간으로도 많은 일을 할 수 있게 해 준다. 즉 업무능력도 향상되는 것이다. 운동과 영양훈련을 꾸준히 실천하면, 신체적으로나 정신적으로 더욱 강해질 것이고, 이러한 모습을 보여줌으로써 여러분은 주변 사람들에게 좋은 롤모델이 될 것이다. 여러분의 경험을 다른 사람들과 나누고 그들도 변화할 수 있게 도와주어라. 그들에게도 통합 변화모델의 단계를 경험할 수 있는 기회를 주어라.

만일 여러분의 경험이 나와 고객들의 경험과 같다면, 앞서 제시한 삶의 방식이 건강한 뇌와 몸을 만들고 나아가 긍정적 리더십을 만든다는 것을 확인할 수 있을 것이다. 이는 자신을 보다 나은 사람으로 변화시킬 뿐 아니라 우리가 가장 아끼는 사람들 또한 긍정적으로 변화시킨다. 더 나아가 우리를 둘러싼 환경을 행복, 자신감, 높은 성과와 효율성, 열정으로 가득한 새로운 환경으로 만들 것이다.

나는 운동에 대한 특이한 철학이 있었다.

'운동을 한번 시작하면 꾸준히 해야 하고, 중간에 멈추면 건강을 잃고 살도 찌기 때문에 안 하니만 못하다. 그러니까 아예 처음부터 운동을 시작하지 않는 게 낫다.'

이러한 나만의 강한 신념(?) 뒤에는 사실상 운동을 하고 싶어도 바쁜 회사생활 때문에 시간이 나지 않는 현실적 이유가 자리 잡고 있었다. 일하고 잘할 시간도 부족한데, 운동할 시간이 어디서 난단 말인가!

그렇게 시간은 흘러가고 잦은 해외 출장과 과중한 업무 스트레스로 지쳐가고 있던 중, 푸껫에서 워크숍 진행을 위해 만난 컨설턴트를 통해 이 책을 처음 접하게 됐다. 돌아오는 비행기 안에서 읽기 시작한 『헤드스트롱 퍼포먼스』는 내가 왜 흡연이나 과음과 같은 건강에 해로운 습관을 갖고 있지 않은데도 늘 체력이 부치고 피로에 시달리는지 조금씩 이해하게 해 주었다.

가장 결정적인 깨달음은 이러했다. 여태껏 일을 잘하기 위해 하루 중 대부분의 시간을 업무에 쏟아부었고, 운동과는 담쌓은 생활을 시간이 없다는 이유로 합리화해 왔다. 하지만 사실은 일을 잘하고 싶다면 더더욱 운동을 해야 한다는 것이었다. 운동과 좋은 식습관을 통해 만들어진 건강한 몸과 뇌가 업무성과를 훨씬 높여 준다는 사실은 나의 오래된 생각을 송두리째 바꿔 놓았고, 운동을 시작해야겠다는 아주 강력한 동기부여를 마련해 주었다.

이렇게 시작한 운동은 나의 커리어, 가족, 삶의 질에 지대한 영향을 미쳤다. 성공적인 직장인이 되고, 성공적인 삶을 살고자 하는 많은 한국의 독자들도 이 책을 읽고 운동과 좋은 식습관을 통해 만들어진 건강한 몸과 강한 정신력으로 목표하는 성공을 거두길 바라는 마음이다.

마지막으로 좋은 콘텐츠를 한국 독자에게 소개하고 싶다는 열의만으로 찾아간 나에게 흔쾌히 시간을 내주고 한국어본 출판에 동의해 준 작가 Marcel Daane, 한국어 번역본을 소개하자고 먼저 제의하고 공동번역작업을 해 준 중국에 계신 이주용 님 그리고 매의 눈과 신랄한 비판정신으로 번역본 리뷰에 참여해 준 딸 상민이에게 감사를 표하고 싶다.

옮긴이: 이경숙

외국 회사에서 근무하면서 성공적으로 커리어를 만들어 가는 사람들 중 많은 사람들이 업무 못지않게 운동을 열심히 하는 것을 관찰할 수 있었다. 일반 사람들보다 몇 배나 더 바쁠 것이라고 여겨지는 사람들이 정말 작은 시간이라도 쪼개서 운동을 하는 모습이 인상적이었다. 해외출장 시 대부분의 회의가 호텔에서 이루어지는 경우가 많은데, 운동화와 스포츠웨어를 챙겨 와서 운동을 하는 사람들이 꼭 있었다. 그리고 이런 사람들 중에서 업무성과도 뛰어나고, 번뜩이는 아이디어를 내는 사람들이 유독 많았다.

나 역시 2년 전부터 출장 시마다 호텔의 피트니스 클럽에서 운동을 하고 있고 그럴 수 없는 상황이면 줄넘기, 탄력밴드 등의 간단한 운동기구들을 챙겨 가서 호텔방에서라도 빠짐없이 근력운동을 하고 있다.

생활 속에서도 운동을 할 수 있는 기회를 최대한 활용하고 있다. 도쿄에서 근무하는 동안에는 승용차 대신 지하철을 타고 매일 1시간가량 도보거리가 많은 노선을 통해 출퇴근을 한다든지, 아침마다 스트레칭을 한다든지, 저녁마다 체중계에 올라가 하루를 반성(?)하는 기회를 가졌다.

체력이 좋아지면서 업무성과도 늘어나는 것을 경험했고, 운동을 하면서 긍정적인 에너지를 발산하게 되어 주위 사람들에게도 행복 바이러스를 전파하고 있다. 독자분들도 오늘부터 짧은 시간이라도 투자해서 운동을 시작하시길 추천 드린다. 6분이면 MET 한 세트를 실천하기에 충분한 시간이다.

옮긴이: 이주용

'Headstrong Performance', 뇌 과학의 원리를 활용해 건강하고 주도적인 삶, 그리고 성공적인 사회생활을 이루시기를 기원합니다!

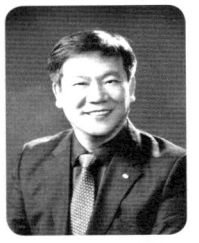

권선복
도서출판 행복에너지 대표이사
영상고등학교 운영위원장

동서고금을 막론하고 인간의 육체와 정신 사이의 관계에 대한 관심과 연구는 끊이지 않았습니다. "건강한 육체에 건강한 정신이 깃든다."라는 오래된 격언에서도 알 수 있듯이 건강하게 기능하고 있는 육체는 정신, 즉 두뇌활동에 큰 영향을 미친다는 사실을 우리 모두가 알고 있습니다.

하지만 이 책은 여기서 더 나아가 건강하고 균형 잡힌 영양 섭취, 계획적이고 체계적인 운동, 자신의 감정과 본능을 스스로 제어할 수 있게 돕는 정신적 훈련을 병행하여 건강한 육체와 정신을 만들어내는 방법을 'Headstrong Performance'라는 개념을 통해 이야기하고 있습니다. 또한 이러한 훈련과 변화를 통해 일어나는 개인의 육체, 정신적 발전이 조직에도 영향을 미친다는 것을 특히 강조하고 있습니다. 즉 이러한 조직원들의 변화가 조직 전체의 생산성과 위기 극복 능력에 도움을 주며, 나아가서는 조직의 창의력 증진과 변화, 발전을 돕는 데에도 기여한다는 주장입니다.

지속적으로 영양을 섭취하고 운동을 하는 것이 건강한 육체를 유지하는 데 얼마나 중요한지는 누구나 잘 알고 있을 것입니다. 또한 조직의 스트레스 대응 능력, 업무 집중력, 창의력, 변화 적응력 등이 조직의 생존에 얼마나 큰 영향을 미치는지도 많은 사람들이 깊이 이해하고 있을 것입니다. 하지만 조직원 하나하나의 영양 섭취와 운동, 정신적 훈련이 조직 전체의 발전에 직접적인 영향을 끼친다는 저자의 주장은 우리에게 여러 가지를 시사합니다.

개인의 삶과 업무의 조화가 무엇보다도 중요한 삶의 지향점으로 여겨지는 시대입니다. 그렇기에 영양학과 운동학, 뇌신경과학이 융합된 'Headstrong Performance', 뇌 과학의 원리를 활용해 건강하고 주도적인 삶 그리고 성공적인 사회생활을 이루시기를 기원합니다!

About
Headstrong Performance

Named after the book, Headstrong Performance is a Singapore-based, management consulting practice, focused on helping global organizations and individual clients to effect real improvement in mental performance, adaptability, resilience and leadership behavior by building a holistic foundation of health and fitness.

Once primed for superior performance, individual executives and leadership teams undergo intensive executive coaching to put their growing brain capacities to good use in business and in life.

Ranging from mental and physical assessments to customized executive coaching programs, we have the unique ability to not only build capacity in the brains of our clients, but also to help them develop the necessary skills to put their mental performance to good use.

Today's competitive economy is forcing organizations to make leaner talent management decisions by requiring a more agile and adaptable workforce that can effectively respond to, and take advantage of, market demands. What this means is that today, executives work more hours per week, with much more pressure than ever before, and this results in an increase in stress and exhaustion, leaving our executives susceptible to accelerated aging, burnout and even chronic disease. At Headstrong Performance, we aim to turn that equation on its head and cultivate talent that thrives under pressure.

Email / Web
info@headstrongperformance.net
HeadstrongPerformance.net

Meet Marcel Daane

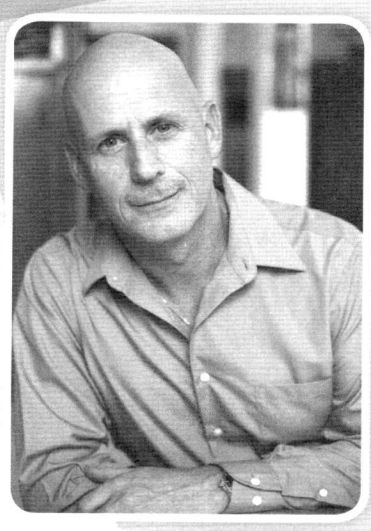

Marcel Daane is one of the pioneers in integrating health and neuroscience to improve performance in executives. With over 20 years of coaching experience across business, sports, health and cognitive performance, his integrated approach has transformed the lives of thousands of executives and has subsequently helped improve the performance of numerous multi-national organizations from a wide variety of industries

Headstrong means determined, focused and committed and Marcel learned from the best about what that really means. His mother was exiled but ultimately honored by South Africa for her courageous stand against apartheid. Marcel's own life-journey has taken him from military service in naval intelligence, to coaching Olympic and professional athletes, and ultimately into executive and leadership coaching.

Marcel holds a postgraduate degree in the Neuroscience of Leadership from Middlesex University and an Undergraduate Degree in Complementary Medicine from Charles Sturt University coupled with advanced certifications in fitness and performance coaching.

하루 5분 나를 바꾸는 긍정훈련
행복에너지

'긍정훈련'당신의 삶을
행복으로 인도할
최고의, 최후의'멘토'

'행복에너지
권선복 대표이사'가 전하는
행복과 긍정의 에너지,
그 삶의 이야기!

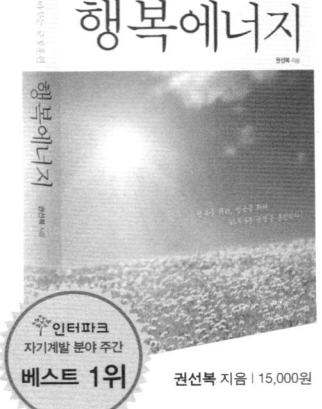

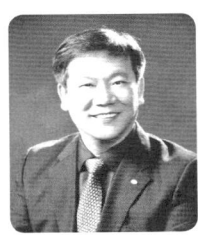

권선복

도서출판 행복에너지 대표
지에스데이타(주) 대표이사
대통령직속 지역발전위원회
문화복지 전문위원
새마을문고 서울시 강서구 회장
전) 팔팔컴퓨터 전산학원장
전) 강서구의회(도시건설위원장)
아주대학교 공공정책대학원 졸업
충남 논산 출생

인터파크
자기계발 분야 주간
베스트 1위

권선복 지음 | 15,000원

책『하루 5분, 나를 바꾸는 긍정훈련 - 행복에너지』는 '긍정훈련' 과정을 통해 삶을 업그레이드하고 행복을 찾아 나설 것을 독자에게 독려한다.
긍정훈련 과정은 [예행연습] [워밍업] [실전] [강화] [숨고르기] [마무리] 등 총 6단계로 나뉘어 각 단계별 사례를 바탕으로 독자 스스로가 느끼고 배운 것을 직접 실천할 수 있게 하는 데 그 목적을 두고 있다.
그동안 우리가 숱하게 '긍정하는 방법'에 대해 배워왔으면서도 정작 삶에 적용시키지 못했던 것은, 머리로만 이해하고 실천으로는 옮기지 않았기 때문이다. 이제 삶을 행복하고 아름답게 가꿀 긍정과의 여정, 그 시작을 책과 함께해 보자.

『하루 5분, 나를 바꾸는 긍정훈련 - 행복에너지』